去りゆく人に寄り添う
看取りの心得

大切な人の
人生の締めくくりに
あなたができること

医療法人互生会 筒井病院 理事長
筒井大八

現代書林

はじめに

人は誰も年をとるにつれて、身体が弱くなり要介護状態になることは避けられないことと理解される時代になりました。10〜20年前に比べると大きな意識の変化です。

一生の終わり方に①がん死、②ポックリ死、そして③寝たきり衰弱死、の3つしかないとしたら、あなたはそのうちどれを望みますか？ という非常に単純な聞き取り調査を約20年前にしたことがあります。

約2000人の年配の皆さんに聞きましたが、①のがん死を希望される方は数パーセント（がんはイヤだけれど寝たきりで惨めな思いをするよりまし）で、ほとんどの方が②のポックリ死を希望すると答えられました。なお、③の寝たきりでも最期まで生きてやると答えた方はわずか1名でした。

20年ほど前の時代は寝たきり状態になることは忌み嫌われていました。がんもイヤだからポックリ死を多くの方が望んだのです。今は感覚的には9割以上の方が「自分も要介護状態になる」と思うようになったのではないでしょうか。

平成12年に介護保険制度ができました。①寝たきり希望者ゼロ時代から、②介護保険時

図表1　介護時代の変遷

1	寝たきり希望者ゼロ時代
2	介護保険時代―黎明期
3	介護保険時代―円熟期
4	介護保険時代―変革期（もしくは多死時代）

代―黎明期〜③円熟期にかけての時代の変遷があり現代に至っています。今後、④変革期（もしくは多死時代）になっていくことが予想されます。

介護のための支援メニューの利用方法は成熟度を増してきていますが、地域によってはまだまだ有効活用できずに困惑している状態が少なからず見られます。大まかに言いますと、国は地域（市区町村などの自治体）に介護を丸投げして責任を地域に負ってもらっています。しかしその運用には地域差があり、地域によってメニューにはかなりの差があります。

私たちが仕事をしている場は高知県の片田舎にあります。日本の後進地域とされており、「取り残された田舎」、「人口減」、「将

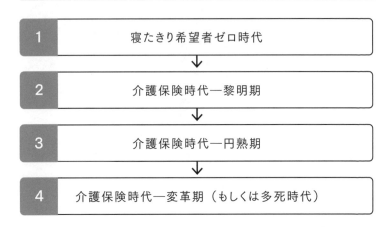

来は『消滅自治体』になる」などと言われ、少々打ちひしがれています。

しかし翻ってみると高齢社会先進地域でもあるわけで、私たちの長年の取り組みの成果もあり、介護や医療の面では都市部に比べて充実度が高く、それなりに自慢できます。地域介護はほぼ充足していますし、地元の幡多《はた》けんみん病院などの努力もあり、救急車搬送のたらい回しなども全くありません。１００％短時間で収容できてスムーズにいっています。

在宅医療、在宅介護も先進国と言われる北欧諸国に比して引けを取らないと自負しています。とはいっても、問題はいくつも積み残されてきましたし、また新たな問題も発生しつつあります。

その中でも最近は認知症（特に徘徊）多発への対応が大きな問題となってきています。地域の人々はその対応に追われる日々を過ごしております。

本書は私たちの行ってきた25年もの間の在宅医療、在宅介護、施設介護などの実践の記録です。本書で特にお伝えしていきたい、強調したいキーワードは次の通りです。

・在宅主義とは？・看取りの達成とは？・

ほとんどの人は住み慣れた家や長年親しんだ場所で、そして愛着のある家具や周囲の景色とともに最期まで過ごしたいと希望するのが自然です。

身体機能が自立できている時には何も問題がなくても、介護が必要になると愛する家族とともに、以前のように平和に過ごせるとは限りません。それでも、最期まで、わがままを通してでも、自分の家で過ごしたいと思うものです。これはすごく当たり前の事ですが、病気の状態や介護の程度が重くなってくると、いままでは当たり前に世話をしてくれていた家族に疲労が見え隠れするようになってきます。

配偶者と二人だけの生活ならまだなんとかなっていても、子供さん夫婦やお孫さんが一緒になると様々な想定外のトラブルが起こってまいります。本書はそのような具体的な事例を数多く取り上げてみました。

そして、人生の最終段階をどこで過ごすのかという一番大事な問題に遭遇します。最終段階を病気だとすると病院で最期を迎えることになり、認知症や廃用症候群による衰弱なら施設で看取りをすることが多くなってきています。

しかし、ご本人はいつも、いつまでも帰宅願望を持ちます。その人に最期まで寄り添ってお世話することを〈看取る〉と言います。在宅で看取りをしてもらいたくても、統計では看取りの場所は病院→施設→自宅の順になっています。

在宅看取りの達成が本書のテーマであり、終末期を迎えたご本人の望みであることを強調しておきたいのです。

・人々が望む在宅医療と国策の違い、ズレ

住み慣れた自宅で過ごしたいというご本人、ご家族の希望が強い一方で、国は費用の問題（在宅医療は国家予算を安く抑えられるという古典的概念）で誘導しようとしています。この両者のズレが現場で様々な弊害を生んでいます。

・国が用意した在宅医療、介護に関する用語を並べられても使い方が現場ではわからない

「地域包括支援」という言葉では、何をどのように利用できるのか、総論は理解できますが、各論の実感がプロである私たちでもわからないのです。

・行政は個別支援には総論でしか答えられない

地域の行政は支援メニューを提示するだけで、個別のニーズには事なかれ主義で対応するという悪癖があります。事業者の法令違反は見張りますが、人々の家庭の事情には配慮しないなどフレキシビリティがなく、現場での思いとズレを感じる場面も多々あります。民間でないと個別のニーズには十分に応えられない例が多いと考えます。

・型にはめたがる日本人の価値観が在宅医療、在宅介護の現場でネックに

日本人は皆と一緒の価値観を好む文化があり、その文化を変えよう、自分はこうしたいと主張する習慣がありません。このことが在宅医療、在宅介護の実践、導入を妨げてしまう一因にもなります。「自分はこうしたい」、「自分はもっとこうしてもらいたい」という主張が多くあってもいいと思います。

・ご本人、ご家族が見栄を張って頑張り過ぎるとクタクタになり、一度切れたら修復不能になってしまう

介護のレベルが軽い段階から、民間の組織的な介入が必要だと考えます。それを拒否してしまい、介護疲れでぶち切れてしまったらおしまいです。これを避けなければいけません。

・「かかりつけ」という概念の本当の意味を知ること

「かかりつけ医8つの役割」、「ケアマネジャー8つの役割」、「訪問看護師8つの役割」、「その他薬剤師、栄養士、ヘルパー、歯科医師の役割」について本文中で詳細に解説していきます。理想的には、在宅における「かかりつけコンビニ」ができ、お互い友だち同士になるような信頼関係に基づいたご家族と在宅スタッフとの連携の重要性と、具体的にどのようにすればいいのかについて述べていきたいと思います。

・「地域包括支援」や「地域包括ケア病室(病棟)」は言葉としては完成型だが、タイムリーに利用できなければ役に立たない

病院地域医療室～ケアマネジャー（以下、ケアマネ）包括支援～訪問看護～往診医～ショートステイ（施設入居含む）までご家族が熟知していないと、スムーズな終焉を達成することが難しくなります。臨終直前にバタバタと大騒ぎするのは、人生の終焉には最も不幸なことだと私は思います。

・本書で最もお伝えしたいこと

かかりつけ医と訪問看護師のコンビがかみ合わなければ、ご本人は幸せな最期を迎えることができず、ご家族の負担も大きいものになりかねません。救急車でたらい回しになるようなことだけは絶対に避けたいものです。そのための考え方、実践法をお伝えします。

以上の内容を中心に、本書では現場における様々な実例やエピソードを交え、今後あるべき在宅医療、在宅介護の形について分かりやすく解説していきます。25年以上行ってきた私たちの現場での取り組みから、在宅医療、在宅介護に携わる皆様にご参考頂けることが少しでもあれば、著者としてこれほど嬉しいことはありません。

平成28年3月

医療法人互生会 筒井病院 理事長　筒井大八

目次

はじめに 3

第1章 人の一生と介護、看取り

日本人の平均寿命と一生における分類 22
第Ⅰ期：養育期 24
①生活依存期 24
②給食期 26
③自炊期 26
第Ⅱ期：自立期 26
①就職期 27
②結婚と家庭形成・子育て期 27

③成熟期 28
●独身主義と晩婚 28
第Ⅲ期：年金期 29
①第三の人生期 30
②衰退期（要支援期） 31
③生活依存期（要介護期） 32

第 2 章

介護とは何か——その認定手順

要介護認定の流れ 36
①認定調査表 37
②主治医意見書 38
③認定審査会 41
●要支援の方が利用できるサービス 42

第3章

要支援・要介護期の支援体制

要介護期を支える多様なメニュー 44

I 在宅系 45

●介護予防ホームヘルプや入浴サービス 45

●訪問看護 45

●訪問リハビリ 46

●通所介護(デイサービス) 46

●通所リハビリ(デイケア) 46

●短期入所生活介護や療養介護 46

●福祉用具貸与 47

●住宅改修 47

●夜間対応型訪問介護 47

II　施設系　48
●介護老人福祉施設（特別養護老人ホーム）　48
●介護老人保健施設　48
●介護療養病床　49
●認知症対応グループホーム　49
●軽費老人ホーム　51
●特定施設　51
III　有料老人ホーム　52
コラム　サ高住時代の到来か？　53
IV　介護保険料　54

第4章

看取りの場所の多様化
——地域での看取り達成に向けて私たちの経験を紹介

看取りの場所が変化してきている　58

①介護保険前の看取りの場所 59
②介護保険後の看取りの場所 60
③その後の変化 62
④最近の看取り場所の変化 64
⑤老人保健施設での看取り 66
施設での看取りをどう考えるか 72
看取りの際のポイント 73

第5章

在宅看取りを達成するための要件

在宅看取りを達成するための8つの要件 78
①本人が在宅死を望んでいること（病院での延命治療を望んでいないこと） 78
②家族も共に在宅看取りを望んでいること 80
③キーパーソンとなる介護者がいること 80

④本人と介護者が在宅看取りに必要で適切な知識と技術を修得できていること 82
⑤24時間いつでも相談できる訪問看護師グループと契約できていること 83
⑥いつでも相談に応じる、あるいは往診してくれる医師が確保できていること 84
⑦家屋構造や住宅環境が整備されていること 84
⑧担当のケアマネジャーと連携を頻繁に取ること 85
看取りのための三本柱 86

第6章

かかりつけ医の役割

かかりつけ医8つの役割 90
①初期医療を担う 92
②基幹病院や専門医との連携や紹介をする 93
③セカンドオピニオンの相談に乗る 94
④保健予防活動を行う 95

⑤慢性疾患の管理をする 96
⑥氾濫する医療情報に対するアドバイスをする 97
⑦介護保険意見書を書き、ケアプランにかかわりを持つ 99
⑧最期を看取る医療や往診を行う 100

第7章

訪問看護師の役割

訪問看護師8つの役割 104
①病気の状態を把握している 106
②バイタルサインのチェックを素早く行い、病状の変化について注意しておく 106
③医師の往診や病院受診の必要性の判断をする 107
④移送の手段のアドバイスを行う 107
⑤家族の負担感や人間関係を把握できている。家の環境・改装などの必要性をアドバイスできる 108

⑥将来起こるかもしれない介護負担に対応するメニューの利用方法などを事前に情報提供できる（ショートステイや通所リハビリ、通所介護など） 108
⑦病状の急変や家族が判断できないことにいつでも相談に乗る 109
⑧看取りの心構えや看取り後のもろもろのお世話をする 109

第8章

ケアマネジャーの役割

ケアマネジャー8つの役割 112
①介護保険認定手続きの紹介や代行業務を行う 114
②介護に関するアセスメントを行い、ケアカンファレンスを開きケアプランを立てる 114
③利用者本人と家族とサービス提供者との橋渡し役をし、住環境にも目を向ける 115
④介護の現場に赴き、苦情処理やケアプランのモニタリングを行なう 115
⑤社会資源（フォーマル、インフォーマル）の有効活用法を紹介できる 116
⑥入所や入院をしても専門職として、帰宅に備えた情報を把握する 116

⑦成年後見制度の利用方法を熟知し、具体的な手続方法などを紹介することができる 117
⑧人生の最期の看取りまで関わりを持つ 118
コラム　ケアプラン作成の流れ 119
コラム　ソーシャルワーカーの役割 121

第9章　事例から学ぶ看取りの実践

事例1　100歳のお祝いができて良かった 125
老健を短期繰り返し利用しながら在宅介護を継続できた例
事例2　在宅での看取りに携わって 129
義姉との信頼関係の修復
事例3　自分が設計した部屋で最期を迎えたい 135
本人の思いを家族で支えたケース

事例4 ケアハウスでの看取り介護への取り組み 141
家族関係が壊れていても、スタッフには寄り添う努力が求められる
事例5 三姉妹によるめでたい在宅看取り 147
終末期看取りのために自宅に連れて帰ったところ、驚きと感動を与えてくれた
事例6 訪問看護ステーションにおけるターミナルケア事例 152
最愛の奥様の横で迎えた幸せな往生
事例7 特養でターミナルケアを達成した一事例 156
その人らしい最期を迎えるための一考察
事例8 最期は老健施設で妻とスタッフに看取られたケース 161
超老々介護と本人の願いと違う最期に辿りつくまで
事例9 有料老人ホームでの看取り 165
有料ホームで円満にスタッフと家族に看取られた例
事例10 最期は家族と共に幸せな数時間を送る 171
MSWの役割の重要性を実感

がんの看取り

がんの看取り 176
〈がんの看取り〉におけるロス女史の主張 177
死の受容の五段階 178
事例11 がん告知を受けて在宅納得死を達成した例 183
退院後の貴重な50日間
事例12 がんであることを半信半疑に思いながら納得死 188
がんを告げないことにより、家族間の愛情の交換ができた
おわりに 194
巻末資料——各施設における看取りの指針 198

第1章

人の一生と介護、看取り

日本人の平均寿命と一生における分類

日本人の平均寿命は、近年延びに延びて、平成26年の統計では女性86・83歳、男性80・50歳になっています。自殺者の減少傾向などを勘案すると、女性87歳、男性81歳になろうとしていることになります。これらの統計は男性のほぼ72％、女性のほぼ86％が75歳まで生きることを意味しています。人々が後期高齢者まで生きる確率はこのように高くなりました。

人の寿命は最長では１１５歳から１２０歳位とみられています。心疾患・脳血管疾患・悪性新生物・肺炎などの主要疾患が全くなくなったと仮定すると、今後の寿命の延長は男性9年、女性8年位と予想されるでしょう。

これが現在考えられている長命の限界ではないでしょうか？

さて、人の一生を簡単に振り返ってみましょう。

人は生まれてから養育を受け、成人して自立し、仕事を持ち家庭を持つとされています。そして、特別の事故や急な病気がなければ、やがて定年を迎え、年金生活に入り、最後は介護を受け一生を終えるのが普通となりつつあります。

図表 2　平均寿命の年次推移

（単位：年）

和暦	男	女	男女差
昭和22年	50.06	53.96	3.90
25-27	59.57	62.97	3.40
30	63.60	67.75	4.15
35	65.32	70.19	4.87
40	67.74	72.92	5.18
45	69.31	74.66	5.35
50	71.73	76.89	5.16
55	73.35	78.76	5.41
60	74.78	80.48	5.70
平成2	75.92	81.90	5.98
7	76.38	82.85	6.47
12	77.72	84.60	6.88
17	78.56	85.52	6.96
22	79.55	86.30	6.75
23	79.44	85.90	6.46
24	79.94	86.41	6.47
25	80.21	86.61	6.40
26	80.50	86.83	6.33

注：1) 平成 22 年以前は完全生命表による。　2) 昭和 45 年以前は、沖縄県を除く値である。

例えば人の一生を下記のように分類してみます。

第Ⅰ期：養育期（0歳〜18歳）
①生活依存期
②給食期
③自炊期

第Ⅱ期：自立期（18歳〜65歳）
①就職期
②結婚と家庭形成・子育て期
③成熟期

第Ⅲ期：年金期（65歳）
①第三の人生期
②衰退期（要支援期）
③生活依存期（要介護期）

このように分類してⅠ期とⅢ期を対比してみるのも興味深いものです。Ⅰ期の①生活依存期とⅢ期の③生活依存期、Ⅰ期の②給食期とⅢ期の②衰退期、Ⅰ期の③自炊期とⅢ期の①第三の人生期が奇妙に対比できるのです。特に認知症の進行に伴ってしばしば経験される逆行性健忘はまさに、成長した過程を逆にたどっていくという認知・記憶障害がしばしば起こります。

しかし、Ⅱ期については人それぞれ多様性があり、以前のような画一的な評価が難しくなりました。

以下、Ⅰ～Ⅲ期についてそれぞれ解説していきます。

第Ⅰ期：養育期

第Ⅰ期を養育期と呼んでおきましょう。この時期は親に依存する時期にあたります。この時期をさらに3つに分けることができるでしょう。

①生活依存期

この世に生まれてから以後は、おしめを替えてもらったり、食事を食べさせてもらう時期がありますが、親がなくては生まれることもできないし、生まれても基本的には一人では生きていけない時期です。

生まれてから小学校に入るころまでを生活依存期と言っておきましょう。どんなに優れた方でも、この時期は親または親代わりの人の世話になるものです。まだ外界や社会との接点がほとんどないので、家庭の雰囲気を身体いっぱい受けて成長してゆきます。心の形成に最も大切な時期でもあるのです。

小児科医師によれば人の心の発達はすでに胎児期から始まっていると言われています。妊娠中に外界から受ける刺激によって脳の発達は影響を受けやすいのです。したがって、妊娠中の家庭の雰囲気は大切であることは言うまでもありません。

米国のダニエル・スタン博士によると、乳児の心の発達は次の4段階に集約できるといいます。

①新生児自己観は生まれたときからその基礎が形作られます。
②中核自己観は3、4ヶ月で形成されます。
③その後主観的自己観が形成され、感性の確立が見られるようになります。
④1歳と2〜3ヶ月程度で言語自己観と呼ばれる発達を続けることになります。
　発達障害なく健全に生育するために非常に大切な時期でもあります。

このことは高齢になって認知症の方のお世話をするにあたっても大切な意味を持ってきます。認知症になるとこの逆の経過をたどって衰弱することが多いからです。

②給食期

自分で食べ物を食べるようになる時期です。食事を準備してあげると、自力で食べることができる時期です。親以外の他人の世話でも生きることができます。しかし、まだ心と身体がどちらを向いて発達しようかと迷っている時期でもあるのです。親や教師の適切な指導が不可欠であり、概ね小学生の頃であると考えられます。

③自炊期

自分で食事を用意し食べることができるようになってきます。しかし、まだ経済的に自立できていません。個人差がありますが、親や先生の言うことに反抗して、自我を確立しようとする時期でもあります。中学生から高校生・大学生までが含まれます。

第Ⅱ期：自立期

第Ⅱ期は自立期であり、人生で一番長い時期です。就職し、結婚し、家庭を持ち、子育てをする大切な時期です。この時期に一番幸せでありたいですが、様々な苦労が待ち受けているのが現実でもありましょう。この時期もさらに3つの時期に分けることができます。

①就職期

学校を卒業して就職できた時、やっと経済的に自立できたことになります。日本人はこの自立が比較的遅く、大学生すら親のすねかじりが多いですが、欧米では高校を卒業すると自立して、大学は奨学資金を借り受け、卒業してから後、自分が働いて返すのが普通です。欧米型は親のすねかじりではないので、日本人に比べ良く自覚しており、一生懸命勉強する学生が多いのには驚かされます。

就職試験に合格した時が一番嬉しいと、多くの親たちが実感しているのは日本人独特の価値観・感性・文化かもしれません。

②結婚と家庭形成・子育て期

経済的に自立できると、今度は子孫を残さねばなりません。最近では、独身時代を謳歌する若者が増え、結婚年齢がだんだん遅くなってきていますが、良いことかどうか疑問です。

一生結婚しない人が多くなって少子化に拍車がかかっている世相ですが、女性には子供を産む適齢期があることを学校教育でしっかり教えねばならないでしょう。

③成熟期

いくら独身主義を通しても、誰かが子孫を残さなかったら、人類は滅びてしまいます。子供ができると、不思議なことに、本能的に親は自分の命をかけて、子供を育ててあげようとし、また、仕事の面でも、精神面でも成長しようと努力するものです。これは、子孫を残す能力を持った遺伝子を祖先より受け継いだものが生き残った結果であるともいえるでしょう。個体の発達は祖先から引き継いだ遺伝子に基づいて系統的に発展するものです。

●独身主義と晩婚

最近の人口動態の見通しに政府はもとより、社会全体が心配するようになってきています。女性の社会能力の向上にともない、出産適齢期に子供を産まなくなってきたことが大きく影響しています。女性の社会進出は社会にとって必須ではありますが、やはり社会は適切に若返り、世代交代を果たしていかねばなりません。

政府も女性の社会活動の支援は日本の国の根幹にかかわる大問題として、労働環境や育児環境の整備に力を入れていますが、現状を見る限り十分とはいえないでしょう。

かつて北欧諸国家が果たしたように、子育て支援は高齢者対策以上に大切であると著者は考えています。この問題をくどくど述べるのは本意でないのでこの程度にとどめておきましょう。

第Ⅲ期：年金期

第Ⅲ期の年金期は定年退職後の年金給付を受ける時期を意味します。日本の高度成長期には定年＝年金＝悠々自適生活が保障されていました。しかし、想定外の長引く不況やデフレスパイラルの経験から、老後は年金で暮らせない人々が増加していることに配慮しなければならなくなってしまいました。

それはそれとして、原則として、年金で経済的にも生活面でも自立しており、考え方によっては人生を一番謳歌できる最も大切な時でもあるはずです。これをさらに3つに分けてみましょう。

①第三の人生期

定年初期です。一般的には60～65歳以後を指します。もう仕事のことは心配なくても良くなるはずです。自分の遺伝子は孫の時代に移り、子育ての苦労も責任もなくなるのが普通でしょう。趣味に生きてもよし、別の仕事を持ってもよし、ボランティア活動に生きがいを見出す人もいるでしょう。

この時期を悔いのないように過ごす事が大切であることはいうまでもないことです。がんに侵されたり、ふっと気が抜けて、ポックリ亡くなる人もありますが、生きていて良かったと一番感じる時期でもあるはずです。

脳細胞は壊れると再生されることはないので年と共にその数は減ると考えられてきましたが、一部の脳細胞は再生もするし、まだ成長もすることが常識になってきました。また神経細胞の突起は年齢とともに増えてくることもわかってきました。このことは年齢に関係なく新たな取り組みをすることによって脳のネットワークは強化され、智慧がつくことを意味しています。とっさの反応は鈍くなりますが、脳全体の働きはむしろ良くなるものであると考えられます。

この現象を最大限に生かして第三の人生を自分や家族や社会のために貢献していただき

たいものです。

②衰退期（要支援期）

盛者必衰と申しますが、いくら元気な人でも、必ずこの時期がやってきます。年とともに腰が痛くなったり、膝が故障したり、脳梗塞の後遺症に悩まされたりして、食事を自分で作るのが不自由になったりします。給食サービスを受けたり、ケアハウスや有料老人ホームに入居したりする時期がやがてやってまいります。介護保険では概ね要支援期にあたります。

この時期に息子・娘家族の世話になっていると、息子さんたちの家庭を壊す可能性が高くなり、要注意です。孫の子守ができ、炊事や洗濯の手伝いができていた「役立つ舅・姑」では最早なくなっているからです。

今まで頑張って面倒を見てあげたのは、この時期になったときの恩返しとして、子供に面倒をみてもらうはずだったなどと言ってはならないのです。

大胆な言い方をすると、今まで苦労して払い続けてきた税金を使って、社会が面倒を見なければならないのです。予算がないから家族が見るべきだと行政は主張します。国は地方自治体の責任であると主張し、地方自治体に支援義務を譲ってしまいました。介護予防活動は当分、市区町村の役割となりそうです。

さまざまなメニューが整ってきています。上手に利用したいものです。地方自治体は総論で管理することが主たる業務だと思っていますから、個人である一人一人は早い時期に地域のケアマネジャーと知り合いになっておくのがメニューを活用するためのコツです。

③生活依存期（要介護期）

急な病気にならなくても、徐々に衰退は進行します。これは赤ちゃんに戻ることを意味しています。一人で生活できなくなるのです。やがて「おしめ」が必要で24時間体制の介護が必要になってきます。この時期にいろいろ検査をして病気を探せばいくらでも病気は見つかってきます。

昭和の時代は病院で病死になるまで面倒みてもらっていましたが、老化や老衰による要介護状態を病気として医療費財源を消費してしまうと財政が持ちません。病院でなければならない病状は少なからず存在しますし、医療と介護を併用する医療療養病床や介護療養病床は一定数必要ではあります。しかしながら看取ってもらう御本人の望みではないことが多いことは認識しておかねばなりません。

国の統計では80％前後の人々が、病院で最期を迎えてきました。

図表3　死亡場所の推移

20世紀半ばには自宅で死亡する者が8割超であったが、現在では8割近くの者が病院で死亡している。

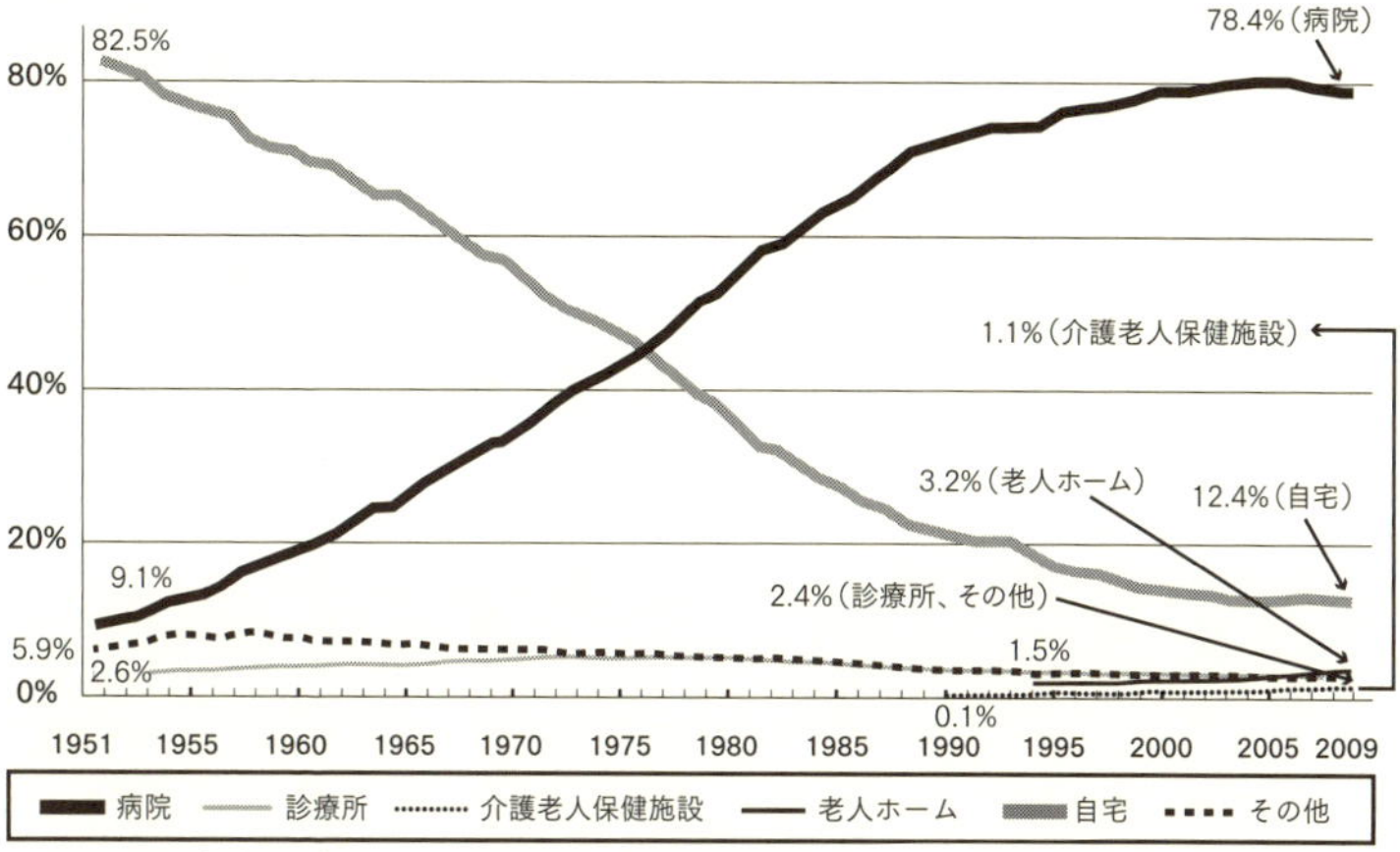

※1994年までは老人ホームでの死亡は、自宅に含まれている　出典）厚生労働省「人口動態統計」

　本人は可能なら自宅で最期を迎えたいと望んではいますが、家族に面倒をかけたくないという思いが病院死を多くしてしまっています。配偶者が元気なら比較的簡単でしたが、人はいつか必ず配偶者を喪うのです。残された息子さんがその妻に気遣いながら親の面倒をみていく姿を想像してみてください。多くの家庭が親の介護を巡って崩壊してしまいました。

　そこで公的介護保険ができました。平成12年のことです。そして十数年がたってしまいました。さすがの介護保険も限界が近づきつつあります。いつか必ず来る〈看取り〉のシステムを社会が作らねばならなくなってきました。

看取りまでの要介護の期間が短いときは家族が一丸となって世話ができましたが、配偶者以外の家族での看取りが困難になってきた現在では、厚労省のおすすめの在宅看取りを全うできる例は楽天的に見ても最大で半数しかないと考えねばなりませんが、私たちの経験では、現在では在宅看取りを達成できる人は、最大でも2割程度しかないと感じています。この2割という数字は統計的資料ではありませんが、介護における①家族構成、②長期介護における疲労、離職の問題、③認知症の家族介護の困難さ、などが影響しています。今後、看取り施設が増加してくると、また変化するものと思われます。


人の一生は、生まれて成長し、子孫を残し、そして衰退し、再び生まれる直前に戻り死んでいきます。

要支援時代は〈地域介護〉の概念が必要ですし、要介護の状態には〈生前供養の心〉が望まれ、また一生の最後は〈平穏死〉であってほしいものです。

次章では亡くなるまでの要介護認定手続きやその状態像について述べていきます。

第 2 章

介護とは何か
——その認定手順

要介護認定の流れ

要介護状態という言葉が、普通に使われるようになりましたが、介護保険ができるまえは色々な呼び方がされていました。

最も嫌われたのは〈寝たきり老人〉という表現でした。「はじめに」で述べたように、2000人に一人程度しか、この状態を受け入れたくなかったのです。

〈要支援〉や〈要介護〉という言葉は介護保険後に定着して現在に至っています。現在の介護保険の判定は次ページの図のような流れになっています。厚労省ホームページで簡単に検索できます。それを参照していただくのが一番簡単です。

介護というお世話が要るようになった時には、審査を受けて介護の必要度の判定を受けねばなりません。市区町村の窓口に申請をすると、担当者（調査員）が自宅を訪問し、心身の状況に関する基本調査をします。調査項目は74項目にわたり、日常生活の状態の聞き取り調査を受けます。同時にかかりつけ医の診察を受けねばなりません。医師は介護の必要の度合いや、病気の状態などについて意見書を書きます。

図表4　要介護認定の流れ

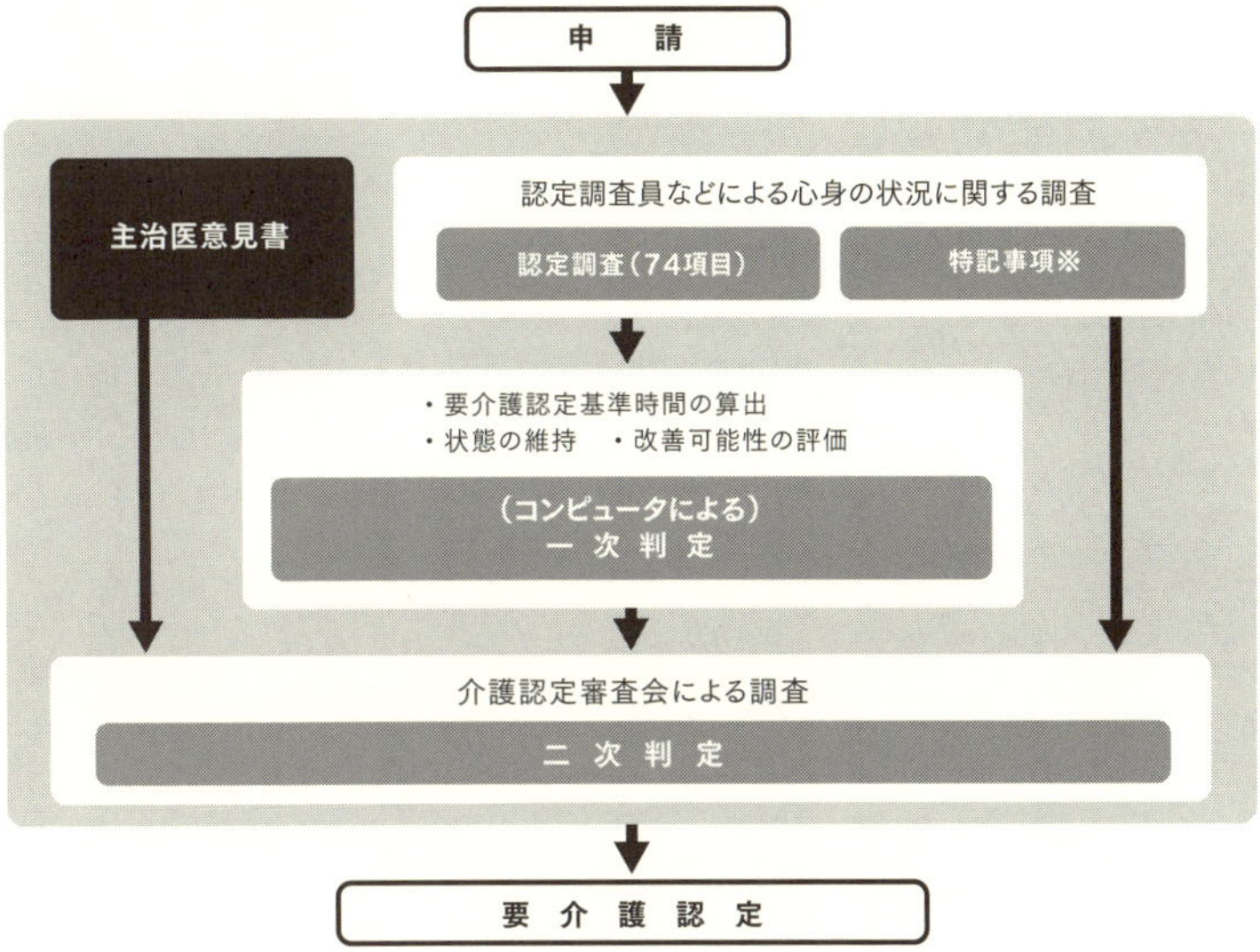

※調査項目では十分に表せない本人の状態を記載（介護の手間、頻度、選択根拠など）。
「要介護認定申請者のための介護と保険ガイドブック」（（社）日本保健情報コンソシウム）より

①認定調査票

調査員は自宅を訪問し、介護認定調査票に調査対象者の現在受けている介護サービスの状況について記載することから始めますが、初めて認定を受ける場合はこの欄は空白になります。

現在在宅サービスを受けている場合は介護予防ホームヘルプや入浴サービス、訪問看護や訪問リハビリ、通所介護（デイサービス）、通所リハビリ（デイケア）、短期入所生活介護や療養介護（ショートステイのことですが、特養や老健、診療所などで呼び名がそれぞれ異なっています)、福祉用具貸与の有無、住宅改修有無、夜間対応型訪問介護を受けているかどうかなど、多数のメニューについて利用の有無を調査し、施設利用者についても調査を行います。

図表5　認定調査票

調査は、調査対象者が通常の状態（調査可能な状態）であるときに実施して下さい。本人が風邪をひいて高熱を出している等、通常の状態でない場合は再調査を行って下さい。

保険者番号　392084　被保険者番号

認定調査票（概況調査）

Ⅰ　調査実施者（記入者）

実施日時	平成　年　月　日	実施場所	自宅内 ・ 自宅外（　　）
フリガナ 記入者氏名		所属機関	

Ⅱ　調査対象者

過去の認定	初回・２回め以降 （前回認定　年　月　日）	前回認定結果	非該当・要支援（　）・要介護（　）		
フリガナ 対象者氏名		性別	男・女	生年月日	明治・大正・昭和 年　月　日（　歳）
現住所	〒			電　話	
家族等 連絡先	〒　－ 同上 氏名（　　）調査対象者との関係（　）			電　話	－　－

Ⅲ　現在受けているサービスの状況についてチェック及び頻度を記入してください。

在宅利用〔認定調査を行った月のサービス利用回数を記入。(介護予防)福祉用具貸与は調査日時点の、特定(介護予防)福祉用具販売は過去６月の品目数を記載〕	
□(介護予防)訪問介護(ﾎｰﾑﾍﾙﾌﾟｻｰﾋﾞｽ)　月　回	□(介護予防)福祉用具貸与　品目
□(介護予防)訪問入浴介護　月　回	□特定(介護予防)福祉用具販売　品目
□(介護予防)訪問看護　月　回	□住宅改修　あり・なし
□(介護予防)訪問ﾘﾊﾋﾞﾘﾃｰｼｮﾝ　月　回	□夜間対応型訪問介護　月　日
□(介護予防)居宅療養管理指導　月　回	□(介護予防)認知症対応型通所介護　月　日
□(介護予防)通所介護（ﾃﾞｲｻｰﾋﾞｽ）　月　回	□(介護予防)小規模多機能型居宅介護　月　日
□(介護予防)通所ﾘﾊﾋﾞﾘﾃｰｼｮﾝ（ﾃﾞｲｹｱ）　月　回	□(介護予防)認知症対応型共同生活介護　月　日
□(介護予防)短期入所生活介護(特養等)　月　日	□地域密着型特定施設入居者生活介護　月　日
□(介護予防)短期入所療養介護(老健・診療所)　月　日	□地域密着型介護老人福祉施設入所者生活介護　月　日
□(介護予防)特定施設入居者生活介護　月　日	□定期巡回・随時対応型訪問介護看護　月　日
□複合型サービス　月　日	
□市町村特別給付　[　]	
□介護保険給付外の在宅サービス [　]	

施設利用	施設連絡先
□介護老人福祉施設 □介護老人保健施設 □介護療養型医療施設 □認知症対応型共同生活介護適用施設(ｸﾞﾙｰﾌﾟﾎｰﾑ) □特定施設入居者生活介護適用施設(ｹｱﾊｳｽ等) □医療機関(医療保険適用療養病床) □医療機関(療養病床以外) □その他の施設	施設名 郵便番号　－ 施設住所 電話　－　－

家族状況は同居者が存在し、お世話することができるかどうかも重要な項目になります。そしてご本人の運動能力や判断力、自力でどこまでできるかなど、詳しく調査をします。

②主治医意見書

主治医意見書の

提出も必須です。病名やその状態、投薬内容、点滴や酸素吸入などの特殊な医療を受けているか、これから必要かどうか？

心身状態の自立度の程度も評価します。最近特に重要になってきたのは、認知症の中核症状（認知機能そのものの症状）があるかどうか？またその周辺症状（徘徊、妄想、暴言など中核症状に付随して起こる症状）があるかどうか？ 四肢機能はどの程度〈障害〉されているか？日常生活でどの程度自立できている

図表6　主治医意見書

主治医意見書　記入日　平成　年　月　日

申請者	（ふりがな） 明・大・昭　年　月　日生（　歳）	男・女	〒　－ 連絡先　（　）

上記の申請者に関する意見は以下の通りです。
主治医として、本意見書が介護サービス計画作成に利用されることに　□同意する。　□同意しない。
医師氏名
医療機関名　電話　（　）
医療機関所在地　FAX　（　）

（1）最終診察日	平成　年　月　日
（2）意見書作成回数	□初回　□２回目以上
（3）他科受診の有無	□有　□無 （有の場合）→□内科　□精神科　□外科　□整形外科　□脳神経外科　□皮膚科　□泌尿器科　□婦人科　□眼科　□耳鼻咽喉科　□リハビリテーション科　□歯科　□その他（　）

1．傷病に関する意見

（1）診断名（特定疾病または生活機能低下の直接の原因となっている傷病名については1．に記入）及び発症年月日
1．　発症年月日　（昭和・平成　年　月　日頃）
2．　発症年月日　（昭和・平成　年　月　日頃）
3．　発症年月日　（昭和・平成　年　月　日頃）

（2）症状としての安定性　□安定　□不安定　□不明
（「不安定」とした場合、具体的な状況を記入）

（3）生活機能低下の直接の原因となっている傷病または特定疾病の経過及び投薬内容を含む治療内容
〔最近（概ね６ヶ月以内）介護に影響のあったもの　及び　特定疾病についてはその診断の根拠等について記入〕

2．特別な医療　（過去１４日間以内に受けた医療のすべてにチェック）

処置内容　□点滴の管理　□中心静脈栄養　□透析　□ストーマの処置　□酸素療法　□レスピレーター　□気管切開の処置　□疼痛の看護　□経管栄養
特別な対応　□モニター測定（血圧、心拍、酸素飽和度等）　□褥瘡の処置
失禁への対応　□カテーテル（コンドームカテーテル、留置カテーテル　等）

3．心身の状態に関する意見

（1）日常生活の自立度等について
・障害高齢者の日常生活自立度（寝たきり度）　□自立　□J1　□J2　□A1　□A2　□B1　□B2　□C1　□C2
・認知症高齢者の日常生活自立度　□自立　□Ⅰ　□Ⅱa　□Ⅱb　□Ⅲa　□Ⅲb　□Ⅳ　□M

（2）認知症の中核症状（認知症以外の疾患で同様の症状を認める場合を含む）
・短期記憶　□問題なし　□問題あり
・日常の意思決定を行うための認知能力　□自立　□いくらか困難　□見守りが必要　□判断できない
・自分の意思の伝達能力　□伝えられる　□いくらか困難　□具体的要求に限られる　□伝えられない

（3）認知症の周辺症状　（該当する項目全てチェック：認知症以外の疾患で同様の症状を認める場合を含む）
□無　□有→｛□幻視・幻聴　□妄想　□昼夜逆転　□暴言　□暴行　□介護への抵抗　□徘徊　□火の不始末　□不潔行為　□異食行動　□性的問題行動　□その他（　）

（4）その他の精神・神経症状
□無　□有　〔症状名：　専門医受診の有無　□有（　）□無〕

図表7　要介護状態の区分

自　立	日常生活自立できている。
要支援1	日常生活の能力は基本的にあるが、 要介護状態とならないように一部支援が必要。
要支援2	立ち上がりや歩行が不安定。排泄、入浴などで一部介助が必要であるが、身体の状態の維持または悪化の防止のために支援が必要な状態。
要介護1	立ち上がりや歩行が不安定。排泄、入浴などで一部介助が必要。
要介護2	起き上がりが自力では困難なことがある。 排泄、入浴などで一部または全介助が必要。
要介護3	起き上がり、寝返りが自力ではできないことが多い。 排泄、入浴、衣服の着脱などで介助の量が増えてくる。
要介護4	日常生活能力の低下がみられ、 排泄、入浴、衣服の着脱などで全介助になることが多い。
要介護5	日常生活全般にわたって介助なしには生活できない状態。 意思伝達も困難になる場合がある。

「要介護認定申請者のための介護と保険ガイドブック」(（社）日本保健情報コンソシウム)より

か？　転倒しやすくなっていないか？　介護サービスを受けると、それらは回復する見込みがあるかどうか？　介護時に医学的に特に注意しなければならないことがないかどうか？　など多岐にわたります。

これらを記載しなければならない主治医（かかりつけ医）は楽ではありません。しかし、書かなければ認定審査を受けることができないのです。

ちなみに、私は年間数百

枚程度書いてきました。

③認定審査会

前記2つの資料がそろうと、市区町村の認定審査会にかけられます。認定審査用コンピューターに事前にチェック項目を入力すると、介護度の目安を判断してくれます。さらに数名の認定審査委員が最終的な審査をして、介護度を決定します。

コンピューターが要介護2と判断しても、審査委員会が家庭状況や、特殊な病気の性格など勘案し、介護度を上げたり下げたりすることができますが、最近は精度が上がってほとんどの例がプログラム通りになっています。

ただし、その審査結果が利用者およびそのご家族の意に沿わない場合、不服申し立てを行い、再度審査をやり直してもらうこともできます。

介護の必要性については、自立、要支援（1～2）、要介護（1～5）と決められ、それに応じた予算でほぼ自己負担（10～20％）の範囲でサービスを受けることができます。自己負担は原則10％ですが、高額所得者は20％負担となってきました。今後、さらに上がっていくことが予想されます。

●要支援の方が利用できるサービス

訪問看護・訪問介護・訪問リハビリなどの在宅サービスやレンタルベッド・車椅子や26万円までの自宅の改修、そして10万円までの入浴用椅子・ポータブルトイレの購入費などの給付というサービスが利用できます。

要支援2の方はグループホームに入所できます。また通所サービスとショートステイも利用できます。

要介護1以上は施設を利用できるようになります。しかし、特別養護老人ホームは原則要介護3以上の人しか利用できません。

その他、在宅で過ごされる方には自宅の改装の補助制度もあります。あなたの味方は担当のケアマネですから、よく相談して、予算の範囲でどのようなサービスを利用するか決めることができます。

第3章

要支援・要介護期の支援体制

要介護期を支える多様なメニュー

要介護になる前の介護予防や要支援段階で利用できるメニューは時代とともに進化しながら変化してきています。ごく最近まで介護予防のためのさまざまな支援制度に対して自治体中心に工夫が重ねられてきました。若干の補助制度が取り入れられたり、ボランティア団体中心だったり、実費支給だったり、市区町村の事情によって多種多様です。とても網羅することはできません。介護予防活動が自治体の責務で、要支援～要介護を都道府県が担う時代もありましたが、最近ではほとんどが市区町村が中心になってきました。

大きく分けると、「在宅系」と呼ばれる支援メニューと「施設系」とに二分できます。しかし、最近ではその中間に当たる有料老人ホームが存在するのです。有料老人ホームは特定施設の認定を受けると限りなく〈特養〉に近いサービスを受けることができ、正確に理解することは簡単ではありません。少し以前は、高齢者専用賃貸住宅や高齢者優良賃貸住宅などがあり、略して〈高専賃〉〈高優賃〉と呼ばれたりして、そのサービスの内容も一定していませんでした。国は制度の総論は説明しますが、現場でどのような利用が適当かまでは踏み込まなかったので、各地で混乱がみられました。介護保険ができて15年も経ってしまいました。その間の試行錯誤は本書では省略します。

平成27年度の状況について、以下に在宅系と、施設系と、サービス付き高齢者住宅〈サ高住〉などについて解説してみます。

Ⅰ 在宅系

●介護予防ホームヘルプや入浴サービス

要支援状態や要介護状態に進行しないために、炊事や洗濯のサービスや、身体の清潔を保つために入浴サービスなどを行います。状態により庭の手入れや掃除や買い物などの介護保険適応外のサービスも自費で受けることができます。

●訪問看護

病気に対する点滴や服薬管理、バイタルサインのチェックなど、看護師としてのサービスを医療上の必要度に応じて行ってくれます。

●訪問リハビリ

理学療法士や作業療法士、言語療法士などが自宅へ訪問し、運動機能療法、嚥下機能訓練など、介護度や病状に応じたサービスを提供します。

●通所介護（デイサービス）

日帰り介護サービスのことで、自宅まで車でスタッフが送迎してくれます。その間はお世話しているご家族は買い物に出かけたり、自分の休息を取ったりすることができます。

●通所リハビリ（デイケア）

リハビリが必要な方が利用します。自宅〜デイケアまで時間を決めて送迎します。

●短期入所生活介護や療養介護

ショートステイのことですが、特養や老健、診療所などで呼び名がそれぞれ異なっています。介護者が疲れないように、数日〜2週間ほど施設に入り介護サービスを受けます。世話するご家族が、旅行したり、夜間安心して休息したりできます。

●福祉用具貸与

車椅子、歩行器、電動介護用ベッドなどを一定期間借りることができます。

●住宅改修

玄関の段差や入浴が便利になるように、トイレの手すりなど自宅を改修することができます。

●夜間対応型訪問介護

介護サービスは昼間だけが原則ですが、人によっては夜間のおしめ交換や、見守りが必要な時などにも提供できるサービスです。自治体によって利用頻度の上限などがあり、画一的なサービスではありません。

要支援1、2は今回（平成27年度）の改訂で通所介護と訪問介護は市区町村が担当するようになりました。メリット、デメリットがありますが、はっきり言えることは、自治体の姿勢によって大きな質の差が出てくることになりそうだということです。地域力*によって住みやすさの差が出てくることを意味します。

（*地域力は市区町村によって差があります。介護保険事業計画の充実度の高い市区町

村を「地域力が高い」と考えます）

II　施設系

●介護老人福祉施設（特別養護老人ホーム）

特別養護老人ホームのことで一般には〈特養〉と略して呼ばれます。

多床室は原則4人までが入居するように作られていますが、グループホームと同じ形式のユニット型の特養も増加しています。ユニット型は10人一単位で共同生活し、それぞれの部屋は個室となるので、室料の負担があるので少し高くつきます。現在の制度では多床室で暮らすのが費用は一番安くなります。

●介護老人保健施設

病気で入院した高齢者の方は、入院中に安静にしていると、筋力が低下し、いきなり帰宅しても自力で生活できない方が多く見られます。病院から自宅の中間にあってリハビリを受ける施設のことを介護老人保健施設と呼びます。中間施設とも呼ばれ、3ヶ月単位の中期利用になります。年余にわたる継続利用は原則としてできない施設です。したがって、居住施設ではありません。自宅に帰るのが原則です。

25年ばかり経つと、長期に継続して利用する方が増加して平均在所日数が長くなってしまった施設と、短期入所で集中リハビリを行い在宅復帰率の高い施設に二極分化してしまいました。

●介護療養病床

もともと一般病院として作られたものですが、高齢者向きの病院として特例許可老人病院や介護力強化型病院などと何度か名称変更されて現在に至っています。病院ではありますが介護認定を受けている人しか入院できないのです。介護を受けながら、療養という医療も必要な患者さんのために作られています。残念ながら近々廃止されるようです。

●認知症対応グループホーム

グループホームは、病気や障害などで生活スキルの欠如がある人たちが、専門スタッフなどの援助を受けながら少人数で一般の住居で地域社会に溶け込み生活する社会的介護の形態で、集団生活型介護という言い方もあります。

日本認知症グループホーム協会によると認知症グループホーム（以下「認知症ＧＨ」）

の本旨は「認知症の方が小規模な生活の場で少人数（5〜9名）を単位とした共同住宅の形態で、食事の支度や掃除、洗濯などをスタッフが利用者とともに共同で行い、一日中家庭的で落ち着いた雰囲気のなかで生活を送ることにより、認知症状の進行を穏やかにし、家庭介護の負担軽減に資することにあります」というものです。

認知症GHでは、認知症の方にとって生活しやすい環境を整え、少人数の中で「なじみの関係」を作り上げることによって、生活上のつまずきや行動障害を軽減し、心身の状態を穏やかに保つことができます。また、認知症の方に対しては、過去に体験したことのある役割を与えるなどして、潜在的な力に働きかけます。こうして、高齢者の失われかけた能力を再び引き出し「生活様式を再構築する」ことが可能になります

認知症は集団のなかで、画一的なケアを受けていると、生活そのものがケアに支配され、自己が失われていくような不安を感じます。そうした不安を感じさせないように、認知症の方を生活の主体者としてとらえ、個々の生活を重視し、残された能力を最大限に活用できるような環境を提供します。認知症の方は、過去に体験した「想い」をその暮らしの中で展開できる、家庭に近い環境を必要とします。

認知症GHのケアは、認知症の方が混乱しないで普通の生活を送ることができるように

することを何よりも優先します。認知症の方が「心身の痛みを緩和し」、「心を癒し」、「生活に満足できる」ように導きます。

●軽費老人ホーム

昭和の時代から比較的介護度が軽くて居場所に恵まれない方のためにできたいくつかのタイプの老人ホームが制度として残っていますが、現在では数が少なく詳細な説明は省略いたします。詳しいことはネット検索してください。A型、B型、養護老人ホーム、ケアハウスなどいくつかの種類があります。

●特定施設

当初、有料老人ホームを利用した方は介護度があまり重くなかったのですが、衰弱される方がだんだん増加するにしたがって、特養なみの24時間体制のお世話が必要な方が増加してきました。そのために新たに整備されたのが特定施設です。

施設がこの指定を受けると人員配置も特養なみになり、重介護の方も利用できるようになります。

軽症型のケアハウスや普通の有料老人ホームなどが、施設基準や人員配置などの諸要件を満たせばこの指定を受けて、特定施設としてのサービスを提供できるようになります。

III 有料老人ホーム

有料老人ホームには前述した特定施設に認定されたものと、認定されてないものがあり、介護サービスは別扱いになります。特定施設は、前述したように建物の施設基準を満たし、人員配置が基準を満たしたもので、特養とほぼ同じ機能を持ちます。特養との違いは個別の室料が定められていないので、高いものや、割安感のあるものなど多種類が混在しながら最近どんどん増えています。

特定施設としての認定を受けていない有料老人ホームは介護の面では在宅介護の扱いになります。現在は数多くのこのような有料老人ホームも整備されてきています。

この章でここまで述べてきたような多様なメニューを繰り返し利用して要介護時代を過ごします。同じメニューの繰り返しもあれば、自宅〜施設〜自宅〜病院〜デイサービス〜ショートステイなど長い時系列介護を受ける人々も年々増加しています。

このように多様な高齢者の住まいを大まかに取りまとめる連合会が４つほど存在してい

ました。全国有料老人ホーム協会（有老協）、全国特定施設事業者協議会（特定協）、サービス付き高齢者向け住宅協会（サ住協）、高齢者住宅推進機構の4団体がありましたが、別々に活動するのは効率が悪いので、一本化されて「高齢者住まい事業者団体連合会（略称＝高住連）が平成27年4月1日設立されました。

各業界の意見集約と行政折衝、高齢者の住まいやサービスのあり方の調査研究、人材確保・育成などを積極的に行っていき、より良い施設作りを目指す活動が始まりました。それまではそれぞれ、ばらばらな活動していて、利用者やケアマネジャーさえサービス内容がよくつかめていなかった高齢者利用施設でしたが、だんだん理解しやすくなりつつあります。一つ一つ解説すると、膨大なものになります。利用を検討されている方は、ネット検索をおすすめいたします。

コラム

サ高住時代の到来か？

サービス付き高齢者向け住宅（通称「サ高住」）は「高齢単身・夫婦のみ世帯」向けの賃貸住宅です。この住宅制度は古くからあった厚生省所管のケアハウスと、国土交通省が創設した高優賃（高齢者優良賃貸住宅）が互いの連携無く創設されていたものが、両省の連携で合体した制度です。

「高齢者住まい法」の改正により、平成23年度からスタートしました。この制度に登録・利用することで、日常生活や介護に不安を抱く「高齢単身・夫婦のみ世帯」が特養などの施設入所ではなく、地域で安心して暮らすことが可能になりました。

具体的には、居室の広さや設備、バリアフリー構造といった設備面の条件を備えた住宅に、ケアの専門家による安否確認や生活相談サービスが提供されます。

また、介護・医療・生活支援サービスの提供や連携方法について、さまざまなタイプがあります。たとえば、24時間対応の「定期巡回・随時対応サービス」などの介護サービスを組み合わせるのが可能で、徐々に普及し始めています。健全に運営されるならば、次世代型高齢者住宅の主流となることでしょう。

Ⅳ　介護保険料

平成12年に始まった介護保険は当初、国と自治体と利用者の自己負担でまかなわれ、3

年ごとにその利用料は見直されてきました。平成12年度からの3年間（第一期介護保険事業計画）は65歳以上の介護保険料は２０００円代でしたが、利用者の増加に伴ってだんだん上がってきました。第六期介護保険事業計画（平成27年4月～平成29年3月）では全国平均５５１４円と上昇し、まだまだ上昇するのは避けられないでしょう。

この保険料は自治体によって料金が異なっています。介護認定者の割合が多い自治体ほど保険料が高く、３倍以上の開きがあります。

みなさんの住んでいる自治体の介護保険料がもし全国平均より高いなら、介護認定者の介護度が高いか、認定者数が多くその利用者数が多い自治体ということになります。

介護保険料が安ければいい自治体かというと、必ずしもそうではありません。認定者数が多くても、施設が足りないか、サービス事業者が少なすぎる可能性もあり、良い自治体とか良くない自治体とかの評価は難しいのです。

かつて国は特養などの〈施設〉を多く作れば保険料が高くなるので、作らない方がいいと自治体職員を指導した時期（平成12年～15年頃まで）がありました。実際はそうではありませんでした。国の説明は間違っていたのです。

在宅で介護保険料を目いっぱい利用すると、特養を利用するより高くなってしまうのです。なぜそうなっているかというと、国策として要介護者が看取りまで自宅で過ごした古きよき時代を想定して、在宅サービス料を高くしてしまったので、施設がない自治体が保険料を高く徴収しなければならなくなってしまいました。このことは3世代同居時代に存在した家庭の主婦に期待し、利用すれば介護保険を使わずに限りなく無料で世話することができるはずだという、大家族時代の名残《なごり》への期待があったために起こってしまった大きな行政のミスと言わねばなりません。

介護を無料で行う専業主婦が存在すると、働く女性や、社会活動する女性の割合が減少してしまい、経済活動、社会活動は低下してしまいます。次第に見直しが起こりつつありますが、特養整備はとても間に合いません。したがって、当分はサービス付き高齢者向け住宅（サ高住）などが林立することになるでしょう。

以上のような数多くの情報があっても、セットで形作られたメニューは一人一人のニーズにはマッチしないものです。

これらの多様なメニューを個別に組み立ててくれるケアマネジャーの役割が非常に大切になってきます。その役割を大きく8つに分類してみました。詳細は第8章で説明します。その後に私たちが25年ほどかけて、前記のメニューを駆使して実践してきた結果、看取りまでのお世話をしてきた事例について述べていきたいと思います。

第4章

看取りの場所の多様化

——地域での看取り達成に向けて私たちの経験を紹介

看取りの場所が変化してきている

人は必ずその一生を終わる時がきますが、そのほとんど、80％前後の人々は病院で看取りを受けています（33ページ図表3参照）。看取りはその人の状態や病状によって病院でなければ対応できないことが多いとされてきましたが、実践してみると病院でなければならない例はそれほど多くはないと日々感じています。

病院での最期を望まれるご家族は少なくありませんが、一定の要件を満たせば病院外で寿命を終えたい方はだんだん増加してきています。私たちは後者の人々の要望に応えるべく、病院だけではなく、施設や自宅での看取りを実践してきました。

老人保健施設、介護老人福祉施設（特養）、集合住宅（サ高住など）、個別住宅などが人生の最期を迎える場として重要な役割を果たしています。その実践経験をまとめてみました。

〈平成3年から4年間〉と〈平成13年から4年間〉すなわち、介護保険制度開始前と介護保険開始後を比較すると以下のような数字になっています。

①介護保険前の看取りの場所

平成3年から、4年間で189例の看取りを行いました。そのうち病院死は110名で58・2%、在宅死77名で40・7%でした。そのうち在宅で納得して最期を迎えることができたのは61名（32・3%）もありました。納得死とはいえない16名は、救急搬送が間に合わないなど、病状の急変によって家族に残念さが残された例でした。結果はともかく、最期は入院医療を望まれた人々も多く在宅死例に含まれた時代でした。その他2名は自宅周辺で死亡した例を含んでいます。

当時、死亡者の平均年齢は82・3歳でしたが、在宅死亡者の平均年齢は85・9歳で平均より4歳ほど高齢でした。

在宅での主たる介護者として配偶者が看取った例は25名（夫2名・妻23名）、一方、家族が看取った例は36名でした。配偶者以外で、看取りを実践したのは長男の奥さんがほとんどでした。

当時はがんの末期の方は、その治療の複雑さからほとんど病院死を選んでいました。当時の日本の統計では病院死が約80%で、在宅死は約20%程度でした。

高知県の平均は病院死90％で在宅死は10％前後でしたから、私たちが行った在宅死40・7％は特異な数字でもありました。そのため私たちの地域社会での特徴的役割は、在宅での看取りの推進にありました。

②介護保険後の看取りの場所

さて、十数年後、地域の高齢化率は17％から26％にまで上がりました。その間ほとんどすべての地域で高齢化率は、年に1％から0・5％程度上がっていました。要介護者数もそれに伴って増加します。死亡者の平均年齢も上がり、利用者の平均年齢は85・6歳になりました。

一方、高齢化が進むに伴って、逆に、在宅死亡率が著しく低下してきたという奇妙な現象が顕著になってきました。特にそれが顕著になったのは介護保険以後でのことです。当方での統計上の在宅死は12・7％にまで下がってしまいました。このままではやがて10％以下になってしまうだろうことが推測される数字になっていたのです。

在宅死が減少した理由の1つに当時の訪問看護制度の衰退があると感じています。訪問看護の衰退は介護保険にその主な原因がありました。

図表8　介護保険前と介護保険後の病院死・在宅死の内訳

平成3年から4年間で189例の看取りを行った（介護保険前）

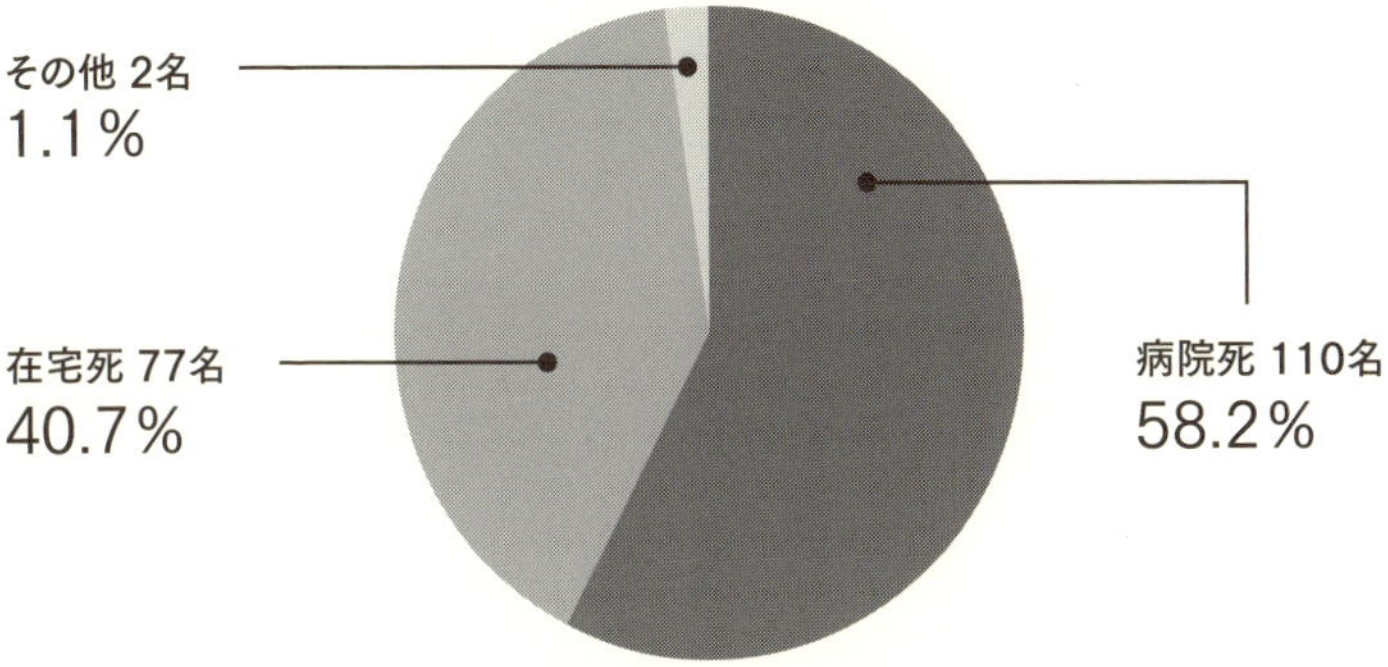

平成13年から4年間で197例の看取りを行った（介護保険後）

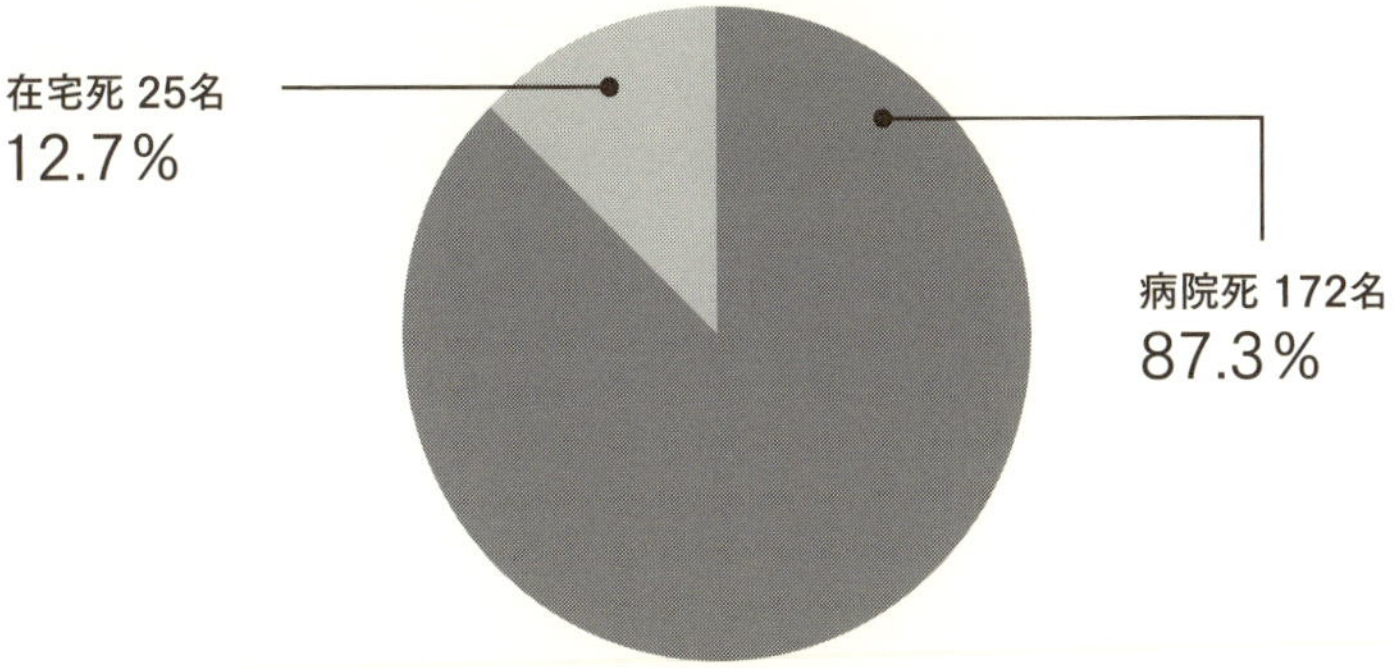

介護保険以前の訪問看護はすべて医療保険でまかなわれていましたが、それが突然に介護保険優先になったのです。

介護保険優先になると介護や生活支援にその予算が優先して使われるようになり、ケアプランのなかで訪問看護は排除され、在宅で最期まで過ごすというはしごが外れてしまったのです。在宅で頑張っていても、終末期が近くなったり医療が必要になると、入院の方向に誘導するケアマネジャーが増加したからです。

訪問看護を医療保険優先に戻さない限り在宅死の増加はありえないと感じたものでした。その後の変化が重要です。

③その後の変化

在宅での看取りが極端に減少したのは介護保険以後であると述べました。病院での看取りが再び増加し、日本の国の統計も病院看取りが80％から上昇傾向がみられたのです。

数年後、再び変化がやってきました。病院看取りに代わって、特養、老健、有料老人ホームなどが看取りの実践の場になろうとしてきたのです。

特養を例にとってみましょう。

私たちの運営する特養も平成のはじめ頃には看取り率は1％もなく、最期が近くなると病状悪化を理由にしてほとんど当たり前のように病院に送っていました。スタッフの間にも看取りという概念が定着せず、看取り状態でも病院に搬送されていたのです。病状悪化という簡単な理由で病院に行くのが当たり前だった時代でした。

この当たり前を放置すると、医療費も高くなりますが、何よりもご本人が望まない救急搬送が多く見られるのです。私もスタッフもこの現象を良いことだとは思いませんでしたが、この時代はまだ、施設で亡くなるのは〈医療からの見捨て〉である、と考えられていたのです。医療に対する当たり前の期待感や国民皆保険制度の充実期の常識がそうさせたのでしょう。

平成17年頃になると、特養に看取り加算が算定できるようになり、お金で看取りを勧める政策が取られるようになりました。それでもなかなか特養での看取りは定着しませんでした。

ある時、スタッフで話し合い、このお年寄りは利用期間も長いし、馴染んだ施設で看取ってあげたいという事例が発生しました。そして看取りの実践を行い、その充実感が施設内に定着すると、次々に看取りを実践するようになってきたのです。看取りをチームで達成するには最初の事例が大きな意味を持ちます。一例実践すれば、その後の看取りは比較的簡単に実践できるのです。

私たちの関わっている特養退去者のうち約30％が、ホームで看取られるようになってきたのは平成18年以後のことです。

死なせる施設は悪い施設だという単純明快な価値観が一般的でしたが、近年大きく価値観が見直されるようになったことは社会的意義のあることです。

④最近の看取り場所の変化

さて平成17年から以後の6年間は次ページの図表9に示す通りです。事例が減少し、危惧していた在宅死は再び増加してきました。特徴的なことは特養や老健での看取りが増加し、高齢者住宅での看取り例も加わっていることです。

従来80％前後を占めていた病院での看取りは半数以下となり、特に21年、22年度に至っては病院死が激減しています。

背景となる施設群は病棟（56床）、老健（54床）、特養（55床、ショートステイ含む）、個別在宅（地域全体）、集合住宅（ケアハウス50名、有料老人ホーム30名、グループホーム27名、高齢者住宅50〜100名）前後の規模の集計です。

死亡者全体で見ると、施設での看取りが増え、病院での看取り率は年々減少し、特に高齢者の病院での看取りは50％以下になってきています。

図表9　看取り場所の内訳と疾患別内訳

看取り場所の内訳

	病棟	老健	特養	在宅	高齢者住宅	その他	合計
平成17年	31	1	6	5	0	1	44
平成18年	26	5	4	9	1	0	45
平成19年	21	8	5	11	1	1	47
平成20年	30	15	8	13	5	0	71
平成21年	14	24	9	12	3	1	63
平成22年	23	36	7	14	5	0	85
平成23年	24	25	11	11	12	0	83
平成24年	24	27	11	9	8	0	79
平成25年	33	32	22	12	12	0	111
平成26年	36	25	14	9	12	0	96

疾患別内訳

	悪性新生物	心疾患	脳卒中	肺炎	多臓器不全	その他	合計
平成17年	8	9	9	8	1	9	44
平成18年	5	10	6	10	4	10	45
平成19年	5	15	5	13	1	8	47
平成20年	8	20	2	21	2	18	71
平成21年	14	14	5	17	1	12	63
平成22年	17	18	4	22	5	19	85
平成23年	14	20	7	17	8	17	83
平成24年	10	23	3	24	2	17	79
平成25年	9	23	22	30	5	22	111
平成26年	11	26	16	13	11	19	96

⑤老人保健施設での看取り

がんで看取る方が少ない傾向があります。がんの場合は治療の事情で病院で過ごす方が多い現実を反映した現象と考えられます。男女比はほぼ同数でした。以前は男性が衰弱した場合はほとんど配偶者（妻）が看取るので、男性は自宅で亡くなる方も多かったのです。最近の傾向として妻が夫を家で看取る例が減少していることを示しています。

老人保健施設での看取りを達成できた方々のご家族の関与度を調べてみると興味深いことが理解できます。看取りの書面確認を実施する直前の、平成20年度について、家族の関与度をIからV段階に分類してみました（図表10）。

この年は一年間で15名を看取っていますが、⑫と⑮はまだ予期していない時期に急変して亡くなった例であり、急に起こった病状悪化に対して、家族と相談しながら老人保健施設内で一般的な治療をしました。そしてそのまま亡くなった例が含まれています。したがってこの2例は看取りというよりは老人保健施設内で急病死されたという例に当たるでしょう。

老人保健施設利用中の家族の関与度の5段階評価は以下のような基準です。関与度は日

図表10 平成20年度看取り者一覧

No.	性別	年齢	病　状	家族関与度
①	男性	94歳	肺炎	I
②	女性	91歳	鬱血性心不全	IV
③	女性	95歳	消化管出血	III
④	男性	84歳	膵臓ガン	III
⑤	男性	88歳	肺炎	IV
⑥	男性	71歳	胃ガン	II
⑦	女性	93歳	鬱血性心不全	IV
⑧	女性	72歳	肺炎	I
⑨	女性	92歳	肺炎	II
⑩	女性	93歳	慢性関節リウマチ	II
⑪	男性	92歳	肺炎	II
⑫	男性	80歳	急性心不全	II
⑬	女性	98歳	多臓器不全	III
⑭	男性	100歳	老衰	IV
⑮	女性	92歳	消化管出血	IV

頃からの家族関係に大きく関係する指標です。

・ランクー

日頃から必要最小限度の関与しかなく、病状に変化などがあっても施設に任せきりで、余り関心を示さない家族関係です。配偶者や実の親子関係がない例が多く含まれます。亡くなってから連絡してほしいと希望されることが多く、〈看取り〉はスタッフが行うことが多くなります。

・ランクII

近親者は近隣に住んでいますが、日頃の家族関係はあまり緊密ではない例が多く含まれます。連絡すれば、都合をつけて面会には来てくれますが、仕事の都合などを理由に、何はさておいても駆けつけるような家族関係ではありません。看取りや臨終には立ち会わないことが多い傾向があります。

・ランクIII

日頃の家族関係は普通で、必要に応じて頻繁に訪問してくれます。介護の方針をスタッフと話し合ったりもしてくれます。病状が不安定な時は、できるだけ身内の誰かが交代して対応もしてくれる家族関係なのです。看取り段階になると、家族は仕事や家庭の事情などより優先的に付き添っていることが多くなります。

・ランクIV

しっかりしたキーパーソン（第5章で詳述）が存在し、いつも身内の誰かが見守りをし、濃厚な関心を示しています。家族関係が良好で自宅療養も可能ではありますが、介護が長くなったり、キーパーソンの疲労が溜まったり、看取り段階には自宅では不安が強いため、最期は老健を利用するようになった事例です。この場合家族は看取りを前提としていますから、スタッフとともにしっかりと見守りを行うことができます。

・ランクV

キーパーソンがしっかりしており、自宅で看取れるタイプです。この場合は老健やショートステイを定期的に利用しますが、最期は家族が家で看る例になります（第9章135ページの事例3のような例です）。ランクVの家族は老健での看取りをあまり望まれません。家で看取ろうとするからです。

Ⅰ＝2名
Ⅱ＝5名
Ⅲ＝3名
Ⅳ＝5名
Ⅴ＝0名

Ⅰ～Ⅴの段階について、筆者の施設では右記のような割合となっています。老健で最期を迎える方の家族関係は決して希薄な方が多いのではなく、Ⅳの方も多いのです。この数値は老健の地域でのあり方を示唆するものではないでしょうか？　老人保健施設はその存在する地域で多様な役割を担っているということを意味しております。20年度では家族関与度Ⅰ＋ⅡとⅢ＋Ⅳはほぼ同数でした。
21年度から老健にも特養に続いて看取り加算制度が導入されました。そのためにご本人とご家族との書面での同意が必要となったのです。21年度の実績は次のようになりました。

家族関与度と看取り書面（同意書）の有無
Ⅰ＝4名（書面あり4名）
Ⅱ＝10名（書面あり5名、間に合わず4名、書面拒否1名）
Ⅲ＝5名（書面あり3名、間に合わず2名）
Ⅳ＝5名（書面あり5名）
Ⅴ＝0名

これを20年度と比べるとⅠやⅡが増加の傾向にあります。看取りにはほぼ全員が同意していますが、1名だけ書面を拒否した例がありました。この方の息子さんは日頃は施設に任せっきりでしたが、死期が迫った時に、看取り書面にサインしてもらえませんでした。かといって病院に入院して延命治療を受けたいわけでもないのです。日頃疎遠にしているためか、〈看取り〉には同意するものの、書面に同意してくれなかったのです。人の価値観はさまざまです。

また、看取りには同意しているものの書面が間に合わない例が少なからずありました。署名捺印が必要なため、なかなか印鑑を持参してもらえないことや、スタッフが不慣れであったことも影響していますが、口頭でのコンセンサスは得られているのです。書面がなければ看取り加算が算定できないことが、現場からは納得しにくいところではあります。

団塊の世代が後期高齢者となってくる2025年以後、都市部で高齢者の大量死亡期が起こってきます。決して遠い未来の話ではなく、施設や在宅での看取りのシステム作りも急務であると考えられます。一方で、都市部の高齢者を地方の施設で看取りをしてもらいたいという新聞報道が盛んになってきていますが、介護保険料の負担のあり方など重要な問題が未成熟であり、調整には時間がかかりそうです。

人々の看取りのあり方や、看取りの場所は大きく変化しつつあります。人々が最期を迎える場所は病院ではなくなりつつあり、多様性が出てきたことは確かなことです。

施設での看取りをどう考えるか

人としての尊厳を守り、側にいて世話をし、死期まで見守ることを本書では看取ると呼んでおきましょう。

自らの望む場所で最期まで過ごしたいとほとんどの人々は望まれます。

筆者は医師になって46年間、がんに罹られた方々や高齢諸疾患の人々の終末期の看取りを二千数百人行ってきました。

人間の終末期（人生の最終段階）ほど、尊い時はありません。その時に添わせて頂く事こそ、私たちの魂を清め高めます。マザー・テレサの言葉のように、一人一人の魂と接する機会が与えられているその時なのです。

看取りの時は、もちろんご本人にとって初めての体験ですし、また、ほとんどのご家族にとっても、その親御さんを看取るときを多くは経験しません。

その状況がどのようなものであるかについては、事前に充分に説明して、できるお世話の限界についても了解を得ねばなりません。現実問題、依然として、終末期=医療の問題であり、自分達が関わる問題ではないと理解されているご家族は多いのです。

今まで厚労省は、看取り直前に行う医療のことを「終末期医療」と表現してきましたが、2015年から「人生の最終段階における医療」と呼ぶことに改めました。これは最終段階のケアのあり方にも言及しているものです。「終末期」というのは最期を迎える方自身が最期の迎え方を自分で決めるということと解釈し、自分で決めていない方は、「推定意思を尊重する」という基本理念が含まれて呼び方を変更したのです。今後は「終末期医療」という言葉は厚労省は使わなくなってきます。使ってはだめという意味ではありません。本書ではしばしば終末期という言葉を使っています。

看取りの際のポイント

高齢者の人々は最期のひとときに、濃厚な医学的な管理を望んではいないことが多いものです。病状悪化を理由に救急車に乗せられたり、延命治療のため管だらけになる治療を受けたいとは願っていない人々にしばしば遭遇いたします。

近親者の臨終に立ち会ったことがない人ほど医療に対する漠然とした期待感が強い傾向が明らかにみられます。看護職を長年経験したスタッフはほとんど例外なく、身内の最期は静かに看取ってあげたいと思っています。

また、死期を悟った人々は数分、数時間、数日の延命医療を望んではいないことが多いものです。ただ、苦しみを取り除いてほしいのと、親しい誰かに看取ってほしいという希望が強い方がそのほとんどです。

看取りは身内でなければならないとは限りませんし、また、自宅でなければならないことでもないように思います。

施設での看取りが惨めなのでもありません。自分らしさが保たれるならば、臨終の床は人生最期の一番幸せなひとときかもしれないのです。

心停止の時にあわてふためいて使われる電気的除細動器などの焦げ臭い匂いで一生を終わりたくないと、経験者は思っています。静かな最期でありたいものです。静かな最期を提供できる場のひとつとして、これからの多くの施設は存在するのです。

スタッフが短期間に退職してしまう施設では看取りはできにくい傾向がみられます。スタッフがたびたび変わると、利用者と親しくなれないからに他なりません。スタッフに長く勤務してもらえる環境を整えねば多くの看取りを行うことはできないことになると私たちは常々感じています。

日頃お世話をし続けたご家族が、看取りの段階になって施設を求めたAさんの例を紹介します。

看取りの準備がすっかり整っていましたが、久しぶりに遠方から帰って来た実娘から、「重症になっているのになぜ病院に入れないの！　あなたたち日頃からほったらかしにしていたのではないの!!」などと詰め寄られました。

人はいつか最期が来ますし、その時はできるだけ苦痛を取ってあげて看取るものだという〈社会常識〉が定着しつつあるものの、医療を積極的に行わないのは見捨てることになると感じる人が散見されます。このように詰め寄られると、医師や従事者は気管内挿管をして人工呼吸器をつけて、死を先送りする延命治療に専念せねばなりません。手足が腐敗するまで心臓を動かし続けることが可能な場合がありえます。

気管に管を挿入された人がどんなにそれを望まなくても、自ら意思表示することはもはやできませんし、たとえできても、人工呼吸器を中止することは法律上、難問が山積しており、殺人行為とされる可能性があります。人工呼吸器を取り外すには膨大な法律上の制約を解除しなければなりません。だから看取り段階と判断された場合に、延命治療はしてはいけない医療なのです。

以上が施設系の看取り原則です。

私たちは特養や老健、有料老人ホーム、高齢者集合住宅などを看取りの場として選ばれた方と、在宅看取りを選ばれた方、多数の経験を重ねてきました。

いずれの場合も主治医、ケアマネ、訪問看護師、ＭＳＷ（医療ソーシャルワーカー）などたくさんのプロ集団の力を借りなければ在宅看取りは達成できません。

さて個別在宅看取りを完遂するのは簡単でありません。かかりつけ医、訪問看護師、見識の広いケアマネなど多数のチームワークが必要です。次章以降で一つ一つ詳述していきます。何よりも大切なのは愛情あふれるご家族のキーパーソンの存在です。

第5章

在宅看取りを達成するための要件

在宅看取りを達成するための8つの要件

在宅看取りを達成するためには次の8つほどの要件を満たす必要があります。以下、①〜⑧までそれぞれ解説していきます。

①本人が在宅死を望んでいること（病院での延命治療を望んでいないこと）

いきなり在宅死を望む人はポックリ死を望まれる方に多く見られます。しかし、情報や準備不足のため一度は病院にかかります。その後、繰り返し入院治療を受けていると、だんだん衰弱してくることを実感し、寿命が近いことを感じてくるものです。

突然のがんの宣告や、予想外の重病を知ったとき、誰でも混乱や心の葛藤が起こり、それは数段階変化しながら経過します（葛藤の段階に関しては第9章177ページ以下で詳述）。

そうして、繰り返しているうちに、受容の段階にさしかかってきます。病名は何であれ、身体で寿命を悟ってきます（例外はありますが）。そんなとき、できるなら、住み慣れた自宅で最期を迎えたいと思うようになってきます。

図表11　在宅看取りを達成するための8つの要件

1	本人が在宅死を望んでいること （病院での延命治療を望んでいないこと）
2	家族も共に在宅看取りを望んでいること
3	キーパーソンとなる介護者がいること
4	本人と介護者が在宅看取りに必要で適切な 知識と技術を修得できていること
5	24時間いつでも相談できる 訪問看護師グループと契約できていること
6	いつでも相談に応じる、あるいは往診してくれる 医師が確保できていること
7	家屋構造や住宅環境が整備されていること
8	担当のケアマネジャーと連携を頻繁に取ること

病院の医師は、たくさんの病気を見つけてくれますが、多くの病名をつけてくれることを喜ぶ人はいません。どうせ完治しないなら、今後はこうしたいという自分の想いを遂げるため、家に帰りたいと思うようになります。実現できるかどうかは、ご家族の愛情にかかってきます。

②家族も共に在宅看取りを望んでいること

病状が進み最終段階が近くなっても、家には帰りたくないと、かたくなに言われる方がいます。自分自身の帰宅願望を押し殺し、退院を拒否することはしばしば見られる現象です。家族に迷惑をかけたくない、あるいは自分の日頃の人間関係からそれは無理だと認識しているからです。このような例は少なくありません。

しかし、本心は帰りたいのです。家族もそれを達成してあげたいという気持ちを共有できることが重要です。

③キーパーソンとなる介護者がいること

キーパーソンは、原則として健康でなければなりません。本人との人間関係が良いことも重要です。最期までのお世話はいかに過酷なものか、経験がない人にははじめはなかなか理解できません。

キーパーソンになれるのはほとんどが配偶者です。ですから配偶者は健康でなければなりません。そして愛情がなければなりません。

以前は長男の嫁が世話の主役になって当たり前でしたが、最近では嫁が世話する事例は非常に少なくなってきました。第9章で事例を紹介しますが、皆無に近いといってよいほど変化しました。配偶者か実の息子や実の娘でなければ、家族介護はほとんど達成できなくなりました。

これは現実的な時代の変化です。核家族化したことと、介護の期間が長くなってきたことと、認知症を伴う方が増えてきたことなどで、介護の過酷さが短期間の看病とは異なってきたのです。

欧米先進国でも嫁による家族介護は皆無です。

さて、一人が担う介護の重圧感を想像してみてください。被介護者がスヤスヤ眠っていれば、ひょっとして呼吸が止まっているのではと感じて顔を見に起きて確かめてみなければなりません。ゴロゴロ、ゼイゼイいっていると、痰の吸引をしてあげねばなりません。キーパソンが寝ているとき、ドアの音が聞こえると、パッと目が覚めるのです。外で風が吹いただけで、目が覚めて熟睡できなくなります。「痛い！　苦しい！」と言われれば、薬を飲ませたり、背中をさすってあげねばなりません。

熟睡できないストレスが溜まると、爆発して介護放棄になる可能性があるので、キーパーソンが休める時間帯を作ってあげねばなりません。こんな時こそ、近隣に住んでいる長男のお嫁さんの役割があります。時間を決めて、交代介護をするのです。出口が見えていれば身内総掛かりでのお世話は可能です。

キーパーソンが疲労のため起こしてしまう〈介護放棄〉を予防するキーワードは「リセット」できる配慮をすることです。具体的には〈家族間で交代〉〈デイサービス〉〈ショートステイ〉などを効率よく利用することなどでしょう。

そして、かかりつけ薬剤師、歯科医師、栄養士などへの、状態に応じた利用が求められます。とくに、在宅の方は眼科、整形外科、内科など多疾患のため、さまざまな薬が投与されます。そのつど、別々に投薬され、同じ効能の薬が重複服薬されている例が多くあります。かかりつけ医のもとに、あるいは看護師のもとに情報がなく、併用薬によっては想定外の副作用が出ることがあります。すべての薬を一元的に整理し管理してくれる〈かかりつけ薬剤師〉と付き合っておく必要があります。

④本人と介護者が在宅看取りに必要で適切な知識と技術を修得できていること

最終段階はどういうことかという基礎知識をあらかじめ学習しておくべきです。想定外の事態が発生したと思い、パニックになり救急車を呼んでしまうことは少なくありません。日頃の情報なく救急車を呼ぶと、受け入れ先がなく、たらい回しになってしまいます。この行為は、在宅看取り達成の非常に大きな障壁で、苦しむのはご本人です。日頃、ご家族がかかりつけ医や看護師と電話でもいいので相談し合っていけば、このパニック状態のほとんどは救急車を呼ばずに対処できます。

⑤24時間いつでも相談できる訪問看護師グループと契約できていること

発熱やけいれんや想定外の痛みなど、いつ発生するかわかりません。いきなり救急車を呼ぶ前に、一言担当看護師に電話相談できるように日頃準備をしておくべきです。

一人の看護師が24時間体制でお世話することはできませんので、訪問看護ステーションと契約しておくと、必ず輪番の看護師が相談業務に応じてくれます。その相談に応じてくれる看護ステーションを選ぶべきです。訪問看護師はかかりつけ医とも相談し病院でなければ対応できないと判断されれば、救急車を呼べばいいのです。搬送先の病院へは事前に連絡を取っておくとスムーズに対応してくれます。

⑥いつでも相談に応じる、あるいは往診してくれる医師が確保できていること

かかりつけ医はいつでも相談に応じてくれますし、往診もしてくれます。しかし、完全に24時間いつでもという体制を組むには複数の医師が必要になってきますので、この事情は看護師と同じです。

かかりつけ医が夜間対応できずに、救急病院に丸投げするケースは日常的に決して少なくありません。医師も生身の身体です。夜間対応できないことは、時にあります。日頃から、医療機関同士の情報共有がきわめて大切になります。これができていなければ、在宅看取りは達成できません。最期は救急車のたらい回しの車の中で息を引き取り、救急救命士が気管内挿管し、心臓マッサージを受けるような事態は、絶対に避けたい事です。

⑦家屋構造や住宅環境が整備されていること

在宅療養中にはベッドの中だけで過ごすわけではありません。外の景色を見に行きたいこともあります。トイレの段差でつまずき、骨折することはしばしば起こることです。家の中をバリアフリーに近づけ、歩行器や車椅子移動を可能にしておくべきです。個別の家屋には様々なバリア（障害）が存在し、手すり一つ取り付けるだけで、ずいぶんと行動範

囲が広がり、その人本人らしさを取り戻すことが可能です。

⑧担当のケアマネジャーと連携を頻繁に取ること

担当のケアマネジャーと頻繁に情報交換しておくと、家族が介護疲れしないように、在宅福祉サービスが利用できるように手配してくれます。重要なことは、まだ死期が逼迫していない状態の時に、介護する家族が24時間の負担を背負うことは避けねばなりません。介護を担う家族は、昼にはデイケアなど在宅支援メニューを有効に利用して、解放の時間を定期的に作らなければなりません。

頻繁な情報交換はキーパーソンの慢性的な介護疲労を避けるためです。ショートステイも一定の間隔で組み込んであげると、介護人はゆっくり休むことができます。頑張りすぎる介護は慢性疲労をもたらし、突然の介護放棄につながります。最も多いのが、病気を理由に病院搬送することです。最も望まないはずの〈介護虐待〉や縛り付けるなど過度の抑制にもつながってしまいます。

前記の8つの条件が整えば在宅の完遂はまず可能でしょう。全部が整っていることはむしろ少ないのが現状ですから、事例に応じた工夫の余地があるのです。

看取りのための三本柱

在宅を完遂するには24時間体制で医療（看護）援助が受けられることが必須です。高齢者はいつどのような健康上の問題が発生するかわからないからです。そのためにはまず〈かかりつけ医〉と〈訪問看護師〉を持つことが欠かせません。

最近新しく在宅支援診療所制度や地域包括ケアシステムが充実されつつあり、いつでもかかりつけ医が往診の対応を取れる制度ができましたが、その充実にはまだいくつかの関門が積み残されていて、十分とは言えない現状があります（一部では専門化して充分な対応ができますが、すべての居住区に整備されているわけではありません）。

この制度は今のところ守備範囲が小さいので、日本中どこでも対応できる状況ではなかったのですが、地域包括ケア病床は地域の小規模病院にも適応範囲が広げられ、今後各地域ごとに充足されていくと期待されます。

人がその一生を終える場所には多様性が生じていますが、病院死と在宅死がその二本柱でした。しかし、高齢者大量死亡時代が迫っている今日では、老健や特養などの施設、あ

図表12　看取りのための三本柱

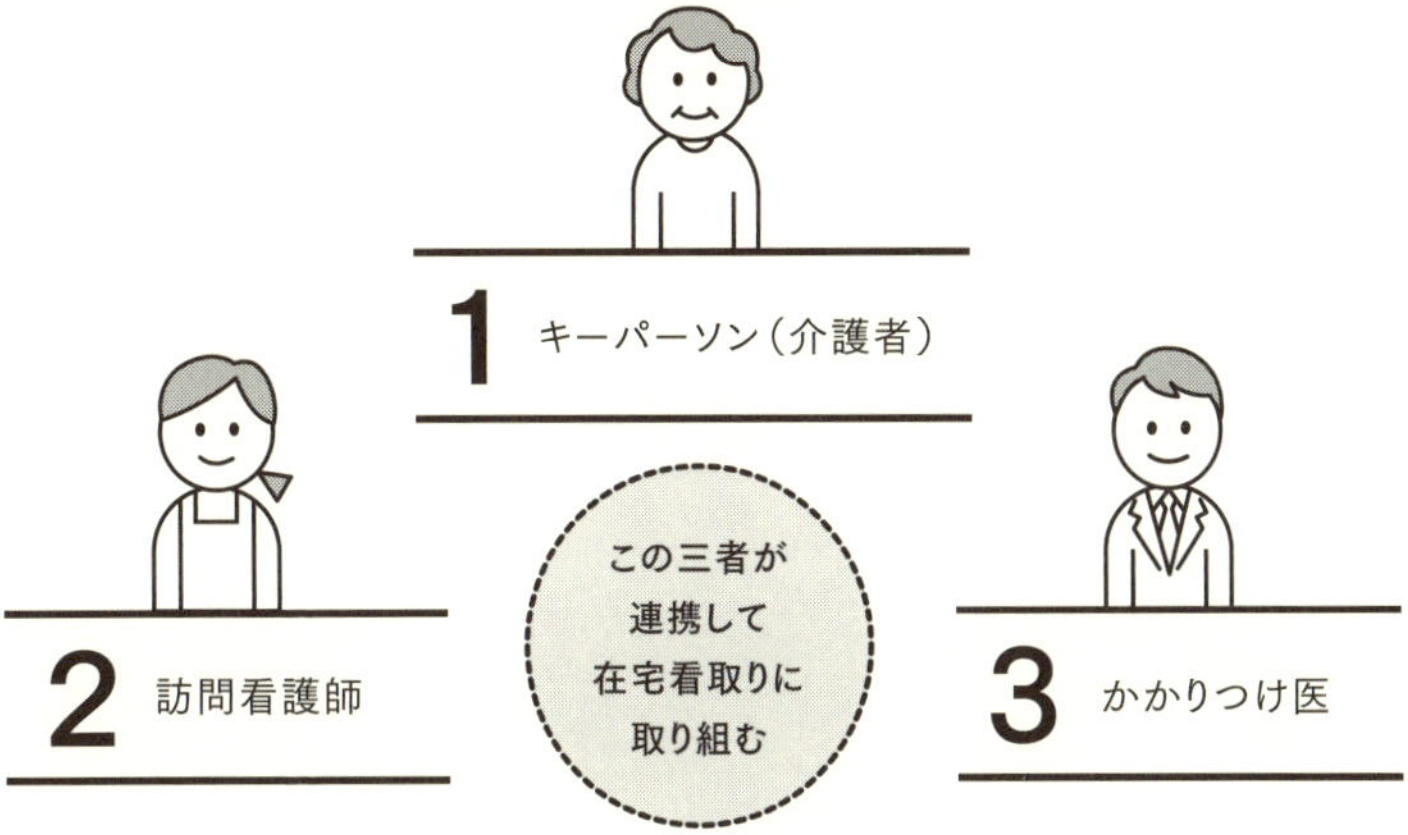

るいは集合住宅などで日常的に看取りを達成できる環境を整えることが、必要不可欠なことであると考えられます。

強いて〈看取りのための三本柱〉という言葉を使うなら、

①キーパーソンの存在
②訪問看護師の利用
③かかりつけ医の対応

この三者の連携が在宅看取り達成のためのキーワードであると私たちは思っています。

第6章

かかりつけ医の役割

かかりつけ医8つの役割

一生の総括である看取りを達成するまでには、さまざまな医療制度や社会制度を利用し、数多くの専門職のサービスを繰り返し受けるものです。デイサービス、ホームヘルプ、訪問看護、かかりつけ医の往診や受診、ショートステイの利用などの在宅支援メニューに始まり、施設の利用など数多くの制度や専門職のお世話になります。

ここでは、日頃の健康状態のチェックや慢性疾患の治療や急な病気の初期医療（後述）など〈かかりつけ医〉と呼ばれる医師の役割を例示してみます。

かかりつけ医は次ページの図表13の8つの機能を果たしてくれる医師のことです。

病気という視点で人の一生を見てみると、すべての医療上の問題を一人の医師が解決できるわけではありません。人は時とともに眼科、整形外科、耳鼻科などの専門科や専門病院への紹介が必要なことがしばしば起こります。また、訪問看護や訪問介護などと組み合わせてチームで行う連携が必要なときもあります。人の一生のうちに起こりえる多様な問

図表13　かかりつけ医8つの役割

1	初期医療を担う
2	基幹病院や専門医との連携や紹介をする
3	セカンドオピニオンの相談に乗る
4	保健予防活動を行う
5	慢性疾患の管理をする
6	氾濫する医療情報に対するアドバイスをする
7	介護保険意見書を書き、ケアプランにかかわりを持つ
8	最期を看取る医療や往診を行う

題に対して、本人やご家族が手軽に、あるいは気軽に相談できる医師が〈かかりつけ医〉です。

〈主治医〉と〈かかりつけ医〉には、少し違いがあります。一定の病気で病院や診療所を受診するとその病気に対して治療を担当する〈主治医〉が必要になります。しかし、人は一生のうちにさまざまな病気にかかります。病気に対する〈主治医〉はそのつど異なる可能性があります。したがって、一生を終えるまで医療に関することを何でも相談できる医師は〈かかりつけ医〉と呼ばれるようになりました。

①初期医療を担う

従来かかりつけ医が果たしてきたものに、学校保健・予防医学（健診）・健康相談・初期医療・紹介による他医療機関との連携などの地域保健医療活動がありますが、このうち初期医療を担う役割が最も大切な機能です。

なお、初期医療について補足しますと、風邪をひいた時や、食あたりや、ちょっとしたケガや、いつもの持病の治療の時は、簡単な薬の投与や、簡単な処置を受ければ済みます。しかし、この初期医療で治りにくいことがしばしばあります。そんな時、かかりつけ医に黙って他の病院を受診する方が跡を絶ちません。

かかりつけ医からの紹介状を持って他の病院に行かないと、余分な検査をされたり、余計に時間がかかったり、最近では自己負担金が増えているので経済的負担も大きくなります。時間とお金に余裕のある方は、自由にドクターショッピングを楽しめばよいのですが、放射線を当てる検査や血を取る検査は、どのように考えても必要最小限に押さえておくべきでしょう。

ちょっと専門的になりますが、日本プライマリ・ケア学会（現在は日本プライマリ・ケア連合学会）で、初期医療についてアルマ・アタ宣言が出されています。それによると一次医療や初期医療での大切な要素として、①近接性、②包括性、③協調性、④継続性、⑤

責任性、の5つのキーワードが強調されています

近接性は近くの医療機関であること、包括性は狭い専門科ではなく、日常よく見られる病気や健康問題などを全人的に含むこと、責任性と継続性は一段落つくまで連続的かつ継続的に関わりを持ってくれること、さらに協調性はネットワークを組み、最も効率よくサービスを提供してくれることなど広範囲の役割を意味します。初期医療でこれだけのキーワードが包括されて、しかも連続的に実践されれば心強い限りです。

②基幹病院や専門医との連携や紹介をする

かかりつけ医が果たす役割のうち〈紹介による他医療機関との連携〉は大切な機能の一つです。病病（病院と病院）連携・病診（病院と診療所）連携・診診（診療所と診療所）連携などの地域連携医療活動があります。

いつどこの専門医や基幹病院を紹介するかということに一定の決まりはありません。病気の種類や性質、程度によってさまざまです。早く紹介しすぎると、時間的経済的なロスができますし、遅すぎるとかえって治療が長引いたり、たくさん検査をしなければならなくなったりします。かかりつけ医と友達になって何でも言える雰囲気の中で、タイムリーな紹介を受けるのがコツです。

地域連携パスという医療機関の相互情報交換を行うことがしばしば行われるようになりました。例えば脳卒中では、発症直後は救急病院脳外科で救急治療を行いますが、病状が落ち着くとリハビリを積極的に行い、早期の在宅を目指します。こんなとき、脳外科専門医とリハビリ専門医とかかりつけ医相互の情報や経過の共有が必要になります。

書面で経過の報告書を交換し、何か急に変化が起こった時に迅速に効率よく対応するための新しいシステムが連携パスです。この連携パスでは日頃の病状を一番把握できているのがかかりつけ医ということになります。

③セカンドオピニオンの相談に乗る

せっかく紹介した専門医の説明に今一つ納得できず、別の専門医を紹介して欲しいという希望が出ることがあります。その場合でも、円満に中を取り持たねばなりません。これをセカンドオピニオンの紹介といいます。

専門医と患者さんは必ずしもインフォームドコンセントが十分とはいえません。つまり、相互の信頼関係がはじめからできていないことがしばしば起こります。

専門医からの報告文をみて、その人に理解できる説明を〈かかりつけ医〉がして、はじめて納得してもらえることが多く見られます。一箇所で納得いかなければ、納得いくまで関わっていく、これがかかりつけ医の役割です。このセカンドオピニオン機能はかかりつけ医の大切な役割の一つです。

④保健予防活動を行う

保健予防活動としての活動は随分と多岐にわたります。主に地域の保健所や行政、学校や職場などで担当のスタッフが年間計画を決めて実施します。多岐にわたる業務の中で、予防医学に関連する分野では医師のかかわりが必要になります。

時に眼科や耳鼻科や整形外科や婦人科などの専門医師でなければならないこともありますが、その多くは総合的な医学的知識と技能が要求される分野になります。これらを担当する医師は〈かかりつけ医〉であったり〈産業医や学校医〉であったりします。地域によっては地元の医師会が中心になってこの業務を分担することもありますし、小さな自治体では公立の医療機関の医師がその役割を果たすこともあります。

一般的には健康保持や疾病予防・老化予防のため、おおむね次の四つの活動があります。

①一次予防：禁煙・食養生・健康体操などで生活習慣病や老化を予防する

②予防接種：BCG・風疹・麻疹・破傷風・ジフテリア・インフルエンザ・肺炎球菌予防接種など

③二次予防：特定健診・基本健診・癌《がん》検診・職域健診・婦人科検診・学校健診など

④三次予防：要介護状態に陥らないために行う予防活動

三次予防は介護予防に関する活動です。脳の活性化や、元気デイケアなどの社会活動が幅広く含まれ、かかりつけ医も運動量の相談などに一定の役割を担います。地域ボランティアやシルバー介護士などの活躍の場でもあります。活動の方法や具体的なメニューは三年ごとに策定される介護保険事業計画により変化するので詳細は割愛しますが、人間は活動しなければ老化が早いことだけは確かなことです。

⑤慢性疾患の管理をする

事故や脳卒中などの時、救急車で基幹病院に運ばれて、一定期間適切な治療やその後の回復期のリハビリを受けると、そのほとんどが慢性期に移行します。検診で発見された糖尿病や高血圧などある一定のレベルの精密検査の後は、慢性期の病状の安定した病気として管理をしてもらう必要があります。

慢性期になると、近くの医療機関で、リハビリや投薬を受けるのがノーマルな姿です。慢性期になっても、だらだらと基幹病院で受診を続けることは、時間・医療費・精神的苦痛のどの視点からみてもきわめて効率が悪いことです。

病状が安定していれば近くの医療機関に紹介してもらい、3ヶ月や半年ごとに基幹病院を再紹介して経過をみてもらうなどの、相互紹介が一番効率的です。この連携がもっとも期待される姿であります。これが②で先述した連携パスの最も重要なポイントとなります。長期投与になる薬の副作用のチェックや、他疾病が出現したときの薬の微調整など、その個人に特徴的な医学上の諸問題に流動的に対応しなければなりません。できればその方の一生が終わるまでお付き合いできれば、かかりつけ医冥利に尽きるのではないでしょうか？

⑥氾濫する医療情報に対するアドバイスをする

最近はテレビでも雑誌でも、健康食品や医療関連の記事や番組が氾濫しています。一つの情報にこだわってしまい、結果的に自分に合わない治療法や健康食品や健康器具などで失敗する事例が跡を絶ちません。

一般の方が、医学知識をまだ自分のものとして消化できていない段階で、利用してしまうと、とんでもない間違いをしてしまうことがしばしば見られます。しかも、失敗や間違いに気がつくのに時間がかかりすぎてしまうことが最大の問題です。素人判断の思いこみが最も恐ろしいものです。

2013年、最高裁の判決で、多くの薬のネット販売が認められるようになりました。自由と権利を認める憲法のもとでは、ネット販売が容認されることになりましたが、大きな落とし穴があることを認識しなければなりません。

薬は一剤一剤の身体に対する作用はほとんど解明されていますが、多剤を併用すると、想定外の副作用が起こり得ることが数多く見られます。複数の医療機関から別々に薬をもらうと、作用がダブったり、配合禁忌が起こります。そのため、かかりつけ薬剤師の指導のもとで服用するようになっています。

しかし、ネット販売で購入して自分の判断で服用してしまうと、薬どうしの相互作用による新たな病気を想定しなければならなくなりますが、これは誰が責任をとるのでしょう。現在の法律のもとでは、自己責任になってしまいます。ネットで購入した薬は、かかりつけ医やかかりつけ薬剤師の相談を受けておくべきです。

ネット販売は今のところ一般用医薬品（大衆薬）と呼ばれるものに限られています。例えば風邪薬、一般胃腸薬などと重複して、病院や診療所ですでに投薬を受けている薬との総合作用や禁忌配合にならないかのチェックがなされることはありません。ネット上でやりとりする情報交換と薬剤師と直接対面して対話することの質の違いは通信販売薬品目の拡大に伴って、次世代の問題が起こることが危惧されます。

薬に対する反応には個人差がありますから、口コミなどの個人的情報や個性を無視した大衆情報に振り回されてしまうような不幸は避けたいものです。適切なアドバイスを〈かかりつけ医〉や〈かかりつけ薬剤師〉からもらって適切な利用を心がけていただきたいものです。

⑦介護保険意見書を書き、ケアプランにかかわりを持つ

介護保険を一言で言うと、従来家庭で行っていた介護を社会化して、保険で行うというものです。そのために介護度の認定審査があります。この認定審査は調査員の行う調査表に、かかりつけ医の意見書を添えて、認定審査会に提出され判定されます。それ以後はケアマネジャー（介護支援専門員）がその中心的な役割を果たし、介護が実行されます。

・介護保険の特徴

(1)この保険は、40歳以上の国民全員が加入します。

(2)財源は原則1割（高所得者は2割）を利用者が負担し、残りの半分は公費、税金で、半分は保険料でまかないます。

(3)一人あたりの保険料は地域によって異なります。高齢化にともない介護サービスを受ける人が多い地域では高くなります。

(4)保険料は終身払いで、要介護状態になっても払い続けなければなりません。

(5)これは一種の「掛け捨て保険」ですので、いくら保険料を支払っていても、要支援や要介護状態にならないと保険による給付・サービスを受けることができません。

かかりつけ医はこの保険審査のための意見書を書かねばなりません。審査の結果、介護認定を受けると担当のケアマネジャーを選びます。

ケアマネジャーは、読んで字のごとしで、ケア（介護）をマネジメント（取り扱い・管理・支援）する人のことです。つまり、介護を受ける人のために、その人独自の介護計画をたてる人です。第8章で8つの役割にまとめています。

⑧最期を看取る医療や往診を行う

昭和のはじめは90％の人が家庭で一生を終えていました。昭和50年頃になると50％以上が病院で最期を迎え、平成7年の統計では80％以上が病院で亡くなっています。これにはいくつかの理由があります。核家族化したために、家庭での看病ができにくくなったこと、国民皆保険により医療機関が整備されたことなどがあげられますが、本人にとってみると、できれば家で死にたい気持ちに変わりありません。

いろいろな統計がありますが、概ね90％近い人々は家で死にたいといっています。病院で死にたいとハッキリいう人は、わずか5%前後しかありません。昭和の前半まではほとんどの人々は家で最期を迎えていたのですから、この在宅死がもともとのあるべき姿ではないでしょうか?

在宅死を達成するにはかかりつけ医の往診や24時間対応できる支援体勢ができていなければなりません。近年の医師充足やネットワーク化、通信機器の発達などでそれが可能になってきています。

最期を家で過ごすための重要な要件は次のいくつかの要因を満たす必要があります。

①本人が家を望む、②家族がそれに協力できる、③訪問看護がある、④医師の往診、その他合計8つの項目にわたることは第5章で述べた通りです。

〈本人が遠慮して、家族に迷惑をかけるからと、入院を望むフリをする方〉は結構多い感じがします。この場合日ごろの家族関係が重要なカギを握ることでしょう。

死ぬ時は家族に〈見守られて死にたい〉、しかし〈家族に迷惑をかけたくない〉。そして、できれば〈ぼけずに〉、〈苦しまずに死にたい〉というのがほとんどの人の希望です。これは老衰死を希望している事を意味します。しかし、現実に老衰まで病気をしない人はきわめてまれです。

以上、かかりつけ医の役割を述べました。

今回のテーマに沿えば、最期を看取る医療を提供してくれるかかりつけ医が特に重要です。人生の最終段階になると、どのような状態になるかわからないことが多いものです。自宅ではいつでも大病院のような手厚い医療を受けることはできませんが、当たり前の治療は在宅で十分可能なのです。

いつでも対応してくれることがご本人やご家族の方に安心感を与えてくれます。医師に相談できるだけでも安心できることが終末期には多くなります。また、医師と患者さんとのつなぎの役割も必要になります。

そのために必要な柱は訪問看護です。これは訪問（かかりつけ）看護師を持つことを意味します。看護師は一般に社会的見識が広く、医師よりきめ細やかな生活に密着したお世話ができます。

そしてかかりつけ医や、かかりつけ歯科医、かかりつけ薬局などと密な連携がとれ、裾野を広くお世話ができるようになります。近年在宅看取りを達成できた事例のそのほとんどで訪問看護師が関与しているので、次章で訪問看護師の役割について詳述します。

第 7 章

訪問看護師の役割

訪問看護師8つの役割

ご本人や家族にとっていつでも相談に乗ってくれる頼もしい専門家で、在宅医療や在宅介護に必須の存在です。病院や診療所に所属している看護師による訪問看護と訪問看護ステーションによる訪問看護があります。

いずれにしても、医療や介護の諸問題に精通した看護師が自宅まで定期的に訪問してくれるので頼もしい限りです。

訪問看護制度がない時代に、往診で看取りを対応したことがありますが、一晩に5回ほど呼ばれた事があります。がんの末期を自宅で看取ってあげたいという希望を叶えるために実行しましたが、何があっても直接医師に連絡が来るので、見に行かねばなりませんでした。

一睡もできないのはご家族やご本人も同じですが、私も昼間に仕事しながら、毎晩起こされたのでは身が持ちません。

平成3年に訪問看護制度ができた時には、大きな安堵感を覚えたものです。

病気の状態や、ご本人が何かしんどそうな時、先に看護師さんに連絡を取り対処してく

図表14　訪問看護師8つの役割

1. 病気の状態を把握している
2. バイタルサインのチェックを素早く行い、病状の変化について注意しておく
3. 医師の往診や病院受診の必要性の判断をする
4. 移送の手段のアドバイスを行う
5. 家族の負担感や人間関係を把握できている。家の環境・改装などの必要性をアドバイスできる
6. 将来起こるかもしれない介護負担に対応するメニューの利用方法などを事前に情報提供できる（ショートステイや通所リハビリ、通所介護など）
7. 病状の急変や家族が判断できないことにいつでも相談に乗る
8. 看取りの心構えや看取り後のもろもろのお世話をする

れることによって、在宅療養しているご本人、ご家族が安心感を覚えるのです。訪問看護ステーションには看護師が3人以上勤務していますので、交替しながらでも夜間の対応ができるのです。訪問看護師のこなしてくれる役割を次の8つほどにまとめることができます。

以下、順に説明していきます。

①病気の状態を把握している

訪問看護師は臨床経験が豊富な専門知識を幅広く持っています。したがって、在宅で療養されている方の病気の状態をよく把握できます。病状が悪化するかもしれない危険なサインのチェックや、少し様子を見ながら、ご家族に対処方法をアドバイスすることができます。

通常、痙攣《けいれん》や意識障害などが急に起こったりすると急を要しますが、熱が出たり、むかむかする程度でしたら、何か指示をしてくれますし、状況によっては家まで訪問し、症状の確認をしてくれます。

②バイタルサインのチェックを素早く行い、病状の変化について注意しておく

訪問すると血圧、脈拍、末梢血の酸素飽和度などを測定し、医師に報告し、その後の指示を受けながら迅速に対応できます。例えば、脳出血や心筋梗塞の急な発病が疑われるサインが見られたら、救急車の手配をし、かかりつけ医の病院か専門医のいる救急病院に送る手配などをしてくれます。

③医師の往診や病院受診の必要性の判断をする

状態によっては救急病院に運ぶほどではない時には、かかりつけ医の往診を手配してくれます。また、病院受診の必要性の判断をかかりつけ医と情報交換しながら、対処してくれます。

④移送の手段のアドバイスを行う

救急搬送ばかりでなく、病院の定期受診や、専門医とかかりつけ医と両方の受診が必要なこともしばしば起こりますから、どちらを優先させるのか、移動は自家用車か介護タクシーか救急車かなどを検討してくれます。何はともあれかかりつけ医が自宅に往診することが理想ではあります。

⑤家族の負担感や人間関係を把握できている。家の環境・改装などの必要性をアドバイスできる

在宅療養を継続するためには、ご家族の人間関係や信頼度を知る必要があります。信頼関係の希薄な家族がお世話を担当している場合に、注意しなければならないことがいくつか起こります。また家の構造、段差などによって転倒して骨折や頭部外傷を受けたりする可能性があります。いち早くその状況を把握して先手を打ってお世話をしなければなりません。

夜間に一人で無理して移動中に、転倒して頭を打ち内出血を起こすこともありえます。安全な自宅の改修は障害のある方のためには必須です。

⑥将来起こるかもしれない介護負担に対応するメニューの利用方法などを事前に情報提供できる（ショートステイや通所リハビリ、通所介護など）

キーパーソンが一人で長く介護していると、知らぬ間に疲れが溜まったり、体調を崩したりすることが多くなります。一般に一人が長期介護を背負い込むと、つい乱暴な言葉を吐いたり、虐待が起こることがあります。

キーパーソンが定期的に休息し、くつろげる時間帯を作らなければなりません。介護疲

労の前兆をいち早く知り、ショートステイや日帰り介護などを利用するようにアドバイスすることが必要になります。この場合はケアマネジャーが具体的な手配をしてくれます。ケアマネジャーと看護師の情報交換は密接でなければなりません。

⑦病状の急変や家族が判断できないことにいつでも相談に乗る

医療の現場で長く経験している看護師は、危険度の高い情報や所見は感覚的に判断できるようになります。急を要する病状かどうかの相談は、迷った時には速やかに連絡して、適切かつ迅速な対応をしなければなりません。例えば胸が急に痛くなって、顔色が悪いとか、ゼイゼイ言い出した時などは注意が必要です。逆に、ちょっとした熱などで夜中に大騒ぎすることがありますが、熱の緊急度は低いのでクーリングするなど、ご家族が冷静になればできることをアドバイスしてあげるべきでしょう。

⑧看取りの心構えや看取り後のもろもろのお世話をする

看取りが近い状態になると、経験豊富な看護師には、これから起こることはほとんど把握できているものです。しかし、今後起こり得ることをすべて話してしまうと、ご家族の疲労度は増して、看病疲れを早めてしまいます。分からない事は電話で気軽に相談できるパートナーが訪問看護師なのです。お互いの信頼関係がもっとも必要です。

そして最終段階になってくると、落ち着いてその後のことを手配してくれるのが良い訪問看護師です。ご臨終の後にはご家族と一緒に最後のエンジェルケアを行ってくれます。

家族にとって何でも相談できる良き看護師は、在宅看取りを達成した後、たとえば一周忌などにも必ず家族の心に残っているものです。初盆や一周忌に、良い最期だったねという思い出を残せる良きパートナーになってくれることでしょう。

第8章

ケアマネジャーの役割

ケアマネジャー8つの役割

ケアマネジャーは、読んで字のごとして、ケア（介護）をマネジメント（取り扱い・管理・支援）する人のことです。つまり、介護を受ける人のために、その人独自の介護計画を立ててくれる介護支援専門員です。

介護を受ける家族やご本人の希望を可能な限りかなえてくれるはずです。しかし、利用できるサービスは介護報酬に基づいた予算の限界があることは仕方がありません。したがって、介護技術や制度の理解、人生や社会について相当の見識がなければできません。現在のところ人手不足もあり、介護認定を受けた後のケアプランを立てるのが主な仕事になっています。

ケアマネジャーの役割は次の8項目ぐらいになります。

あなたの町のケアマネジャーさんとは日頃から交流を持っておくといいですね。地域包括支援センターができてから、ケアマネジャーの仕事は多岐にわたるようになりました。

図表15 ケアマネジャー8つの役割

1	介護保険認定手続きの紹介や代行業務を行う
2	介護に関するアセスメントを行い、 ケアカンファレンスを開きケアプランを立てる
3	利用者本人と家族とサービス提供者との橋渡し役をし、 住環境にも目を向ける
4	介護の現場に赴き、 苦情処理やケアプランのモニタリングを行う
5	社会資源（フォーマル、インフォーマル）の 有効活用法を紹介できる
6	入所や入院をしても専門職として、 帰宅に備えた情報を把握する
7	成年後見制度の利用方法を熟知し、 具体的な手続き方法などを紹介することができる
8	人生の最期の看取りまで関わりを持つ

①介護保険認定手続きの紹介や代行業務を行う

日常生活が自立している時にはケアマネという専門職が存在することすら知らない方が多くいます。お世話になることがない段階では知らなくて当たり前ですが、一定以上の年齢が来て、物忘れや歩行障害が危惧されるようになる、そのちょっと前に、認知症防止、介護予防などの社会活動が盛んに行われるようになってきました。そんな時からケアマネさんとの関わりが始まります。

これは自治体によってその中身はずいぶん異なっていますが、まだまだ元気だからと思っているときから、ケアマネと知り合っておくことが好ましいことです。しかし、転ばぬ先の杖は、どなたも先送りするものです。手足が不自由になったり、物忘れがめだつようになってから、多くの方が介護認定の申請を行います。予防活動の時にはあまり縁がなくても、介護認定審査を受ける頃から、担当ケアマネを決めねばなりません。

②介護に関するアセスメントを行い、ケアカンファレンスを開きケアプランを立てる

アセスメントとは英語の〈査定する〉という意味ですが、この場合は介護に関する必要事項に的をしぼり実現可能なものにまとめていくことです。

それからケアカンファレンスを開きます。その予算に応じた介護サービスのうち何を選

べるのか、どのように利用できるのか個別の援助計画を作ってくれます。家族構成や、自宅の段差や、トイレの状態など入念に調査して、ふさわしい介護サービスの計画を立ててくれます。これをケアプランといいますが、このケアプランから長いお付き合いが始まるのです。介護度に応じた予算の制約はありますが、遠慮なく自分たちの希望を伝えるようにしたいものです。

③利用者本人と家族とサービス提供者との橋渡し役をし、住環境にも目を向ける

在宅の介護サービスは前述したように多くの種類があります。それら各種サービスのうち、ご本人ご家族に今一番必要なサービスをしっかりと組み立て、サービス提供業者との予約や利用のための橋渡しをマネジメントします。

④介護の現場に赴き、苦情処理やケアプランのモニタリングを行う

実際に受けている介護サービスが契約通りに実施されているかどうか、もっと良い組み合わせはないか？　家族に介護疲労が起こっていないか？　などや、また苦情がないかどうかについてもしっかり聞き取ることも大事な業務のひとつです。

苦情については無理難題を押しつけられることもあり、しっかり公平に評価して、善処

する重要な役割があります。

⑤社会資源（フォーマル、インフォーマル）の有効活用法を紹介できる

それぞれの地域ごとに公民館や集会所があり、介護予防活動やミニデイサービスなどのフォーマルな活動が行われています。これらフォーマルな活動は地域包括支援センターや包括ケアセンターなどの公的組織を通じて行われています。NPO活動などの自由な活動、例えば「生き生き元気クラブ」などインフォーマルな支援メニューは地域によって大きく異なって多様です。ケアマネはいつどこでどのような活動がされていて、参加できるかどうか熟知しています。多くの地域ごとの社会資源の利用の仕方を熟知して紹介や手配ができるという意味です。

⑥入所や入院をしても専門職として、帰宅に備えた情報を把握する

担当した利用者さんは高齢ですから、しばしば病気を発症し、入院が必要になったりします。そんな時に、できれば病院まで訪問して、病院のソーシャルワーカー（121ページのコラム参照）と情報交換し、退院後に、前回と異なるサービスの組み立てが必要になっていないかなどの検討をしておくことも重要です。このポイントをしっかりつかんでい

ないと、もとの在宅療養に戻れない事例はしばしばみられます。そんな時、良いケアマネジャーかどうかの評価が分かれてきます。

⑦成年後見制度の利用方法を熟知し、具体的な手続方法などを紹介することができる

家族関係、特に金銭や財産がからんで、順調な在宅介護が阻害されることが少なくありません。

ご本人の財産の管理は、第三者にお願いすることができる成年後見制度が整備されているので、トラブルが予想されたり、現実にトラブルが起こっている場合には、この制度を利用することをすすめるのも大切な役割です。

衰弱や認知症状のため自分の生活資金や資産の管理を、家族に託すことは不適切とみられる例が近年増加し、成年後見制度の利用についてのお世話にも携わる必要な例が多くなってきています。親の年金を息子や娘が管理するとどんなことが起こるか？　孫のために流用するのは悪くはないだろうと思ってひとたび老後資金に手をつけると歯止めがきかなくなってきます。

これは難しい命題です。本書では詳述は避けますが、ご本人の大切な老後資金は第三者

が公平な立場で管理する必要があります。成年後見制度のお世話にならなくてよいことが望ましいですが、それが必要な時代になってきています。

⑧人生の最期の看取りまで関わりを持つ

なんと言っても最期の看取りに至るまでの関わりを持つことが大切です。

ご本人の望む形の一生を迎えるお手伝いをできた時に、その使命の達成感はすばらしい感動をもたらしてくれます。そんな仕事をしてくれるのが良いケアマネジャーです。

これからの超高齢社会を生き抜くには早い時期からケアマネと知り合いになっておくことが望まれます。

ケアマネジャーを探す方法は簡単です。介護保険の認定審査を受ければ、介護認定結果通知書が自治体から送られてきます。その中に、利用できる居宅介護支援事業所の一覧表が同封されて送られてきます。その中から自由に選ぶことができます。既に懇意になっているケアマネさんが名簿に載っていれば、契約すればそのまま利用できるのです。

コラム

ケアプラン作成の流れ

①居宅介護事業所に連絡する

認定後は、市区町村の窓口や地域包括支援センターに問い合わせて、地域の居宅支援事業所を紹介してもらう。事業所に連絡して、今後の介護について相談する。

②ケアマネジャーの訪問

居宅介護支援事業所のケアマネジャーが自宅を訪問。サービスを利用する人や家族と面接して、現在の状況を把握する聞き取り調査が行われる。本人の身体や生活の状況、さらに「どのような生活をおくりたいのか」という意向を聞き取り調査する。そのうえで、環境や生活歴、心理状況などから課題をみつけ、介護の方向性を決めていく。

③ケアマネジャーと相談

要介護度に沿ったサービス限度額を考慮しながら、必要なサービスについてケアマネジャーと相談する。

④ケアマネジャーからアドバイス

さまざまな介護サービスの中からおすすめのサービスや、適したサービスを提供している事業所について、ケアマネジャーからのアドバイスをもとに選択する。訪問時に、ケアマネジャーは介護が必要な人の室内の使い方をチェックし、手すりの設置や段差の解消などを検討。住宅改修の必要性があれば、具体的なプランを提示してくれる。

⑤ケアプランの原案を作成

サービスの種類や回数を決めたら、ケアマネジャーが、利用者側のサービス選択をプランに反映させたケアプランの原案を作成する。

⑥サービス担当者会議を開く

原案をもとに、ケアマネジャー、サービス提供事業所の担当者などが自宅に集まり「サービス担当者会議」を開き、ケアプラン原案の検討を行う。

⑦ケアプランを最終確認

ニーズが的確に反映されているかどうか、ケアプランの最終確認を行う。利用者、家族が同意して正式にケアプランの作成となる。このステップを経て、介護サービスの利用が始まる。

⑧モニタリング

ケアプランが計画通りに実施されているか、新たな問題が生じていないかどうかのチェックを適時行う。

コラム

ソーシャルワーカーの役割

ソーシャルワーカーは〈社会福祉士・医療相談員〉のことです。専門的な知識や技術をもって、身体や精神的障害がある人、日常生活を営むのに支障がある人々の相談に乗り、助言や指導を行います。病院で勤務するソーシャルワーカーはＭＳＷ（医療相談員）とも呼ばれます。

突然のケガや病気などで入院した時に、入院費用や介護や退院後のことなどの不安や心配事について相談支援する専門員です。

●こんな時に相談を

①医療費が心配
②病気や障害について悩んでいる
③育児、就学、就労などについて悩みがある
④看病や介護に疲れたがどうしたらいいだろうか
⑤家庭復帰に向けてどのような準備をしたら良いだろうか
⑥退院後どのような福祉サービス・介護サービスが受けられるか知りたい
⑦その手続きの方法がわからない
⑧通院方法や施設利用や在宅生活継続のためのアドバイスがほしい

入院中にこのような悩みや相談に乗ってくれます。そしてケアマネと連携して退院後のいろいろな支援計画まで関わりを持ってくれる、あなたの味方です。一般的にソーシャルワーカーは医療だけでなく、社会福祉分野でも幅広く活躍する場があります。

第9章

事例から学ぶ看取りの実践

私たちは、毎日数多くの、ご高齢の方の日常のお世話をチームで支える仕事をしています。要支援や要介護の方から、人生の最終段階を迎えられるまでお世話を達成できた事例の中から、多様なお世話のあり方を学んできました。

チームでお世話をしていますので、スタッフ一人一人の想いは画一ではありません。専門職の一人として印象深い事例を選んで紹介いたします。

事例

1

100歳のお祝いができて良かった

老健を短期繰り返し利用しながら在宅介護を継続できた例

介護老人保健施設ぎんなん荘　支援相談員　有田加衣

概要

Kさんは1909年3月生まれです。長女は近隣に在住され、次女は県外在住です。平成元（1989）年、膀胱がんの手術、平成11（1999）年1月、右大腿骨を骨折されました。

骨折後から要介護状態となってしまいました。老健や病院の入退院を繰り返しますが、在宅志望の強い方です。デイケアなどの在宅支援制度を利用しながら、時に入退所を繰り返しながら在宅に軸足おいて過ごされます。在宅中は娘二人が交代で世話を続けたのです。以後ショートステイ、デイケア、入所を繰り返して10年にわたり在宅生活を送ることができました。そして2009年3月、めでたく待望の100歳を迎えることができたのです。

しかし、平成21（2009）年5月老人保健施設ぎんなん荘37回目の利用中、大往生されました。

経過

Kさんは高知県で生まれ、成人してからは腕のいい瓦職人として生計を立てていました。二人娘に恵まれ、健康に生活されていました。娘はすでに嫁ぎ、奥さんと二人暮らしで幸せでしたが、奥さんが亡くなった後は独居で生活するようになります。

長女は近隣に住んでおり、知人友人にも恵まれ楽しい日々を過ごすことができていました。しかし、寄る年波には勝てず、膀胱がんを患ったり、平成11年には自宅で転倒してしまい、右大腿骨骨折のため入院することになりました。やせ型に生まれついていたので骨がもろくなっていました。また体力がないため、入院中肺炎を併発してしまいました。

それ以後、物忘れや勘違いなどの認知症状が出るようになってしまうのです。同年3月に退院しましたが、4月には精神科病院を受診するほど認知症状は悪化しました。

投薬を受けて症状はいくらか落ち着いたので、その後リハビリ目的で老人保健施設「ぎんなん荘」へ入所してリハビリを受けるようになりました。肺炎を繰り返し発症するほど体力は衰弱してきましたが、家に帰りたくなると独居で在宅します。

独居の場合、近隣に住んでいる長女の役割は大切になってきます。長女の負担を軽減するため、その間、老人保健施設「ぎんなん荘」のデイケア（通所リハビリ）を利用しながら、何とか過ごされます。県外に住んでいる次女さんたちは時々、実家に帰って様子をみていました。

平成12年にも心不全や肺炎などにかかり、たびたび入退所を繰り返します。帰宅願望が強いので、退所後はデイケアを利用しながらも在宅を継続しました。

平成14年にはデイケア利用時に転倒し、今度は左大腿骨を骨折してしまいました。手術後にリハビリを受けましたが、極端に筋力が低下したため、退院後は長女宅へ同居することになりました。

ぎんなん荘の入所やショートステイ、デイケアを繰り返しながら在宅生活を続け、要介護1や2程度の状態がしばらく続いていました。

県外に在住している次女も頻回に帰省しお世話をしていました。それでもだんだん衰弱し、平成21年に要介護4と判定されたため、初めて特別養護老人ホームへの入所申請を行いましたが、空室がなく数年待機しなければなりません。

もうすぐ１００歳になります。１００歳までは頑張ってほしいと皆が励まし続けました。平成21年3月に、ぎんなん荘35回目の入所期間中に１００歳の誕生日を迎えました。家族も来て施設内でお祝いをしました。娘さんからは皆さんのおかげですとお礼の言葉を頂き、スタッフはお世話を継続したことに誇りを持ったものです。

その後、一旦は自宅へ帰りましたが、100歳という目標を達成できて、本人に緊張感がなくなってきました。衰弱が激しくなり、すぐにぎんなん荘へ再入所となり、37回目の利用時に家族と顔なじみのスタッフたちに囲まれ、苦しみもなく静かに永眠されました。

静かな「家族葬」を済ませた数日後、娘さんからは、

「ぎんなん荘の繰り返し利用があったから、父を引き取って在宅介護を続けることができて、父も100歳を達成できて幸せでした」とお礼の言葉を頂きました。

総括

超高齢の一人暮らしの方でしたから、お世話の期間は10年にも及びました。老人保健施設の利用は数日~数週間という短期の利用を繰り返したため入所回数は37回にも及びましたが、短期間利用のため、その間ほとんど在宅で過ごすことができた事になります。老健の短期繰り返し利用は在宅生活の質を大切にするということに他なりません。スタッフにとってもご家族にとっても、またご本人にとっても有意義な大往生のお手伝いができました。

事例

2

在宅での看取りに携わって

義姉との信頼関係の修復

宿毛市東部居宅介護支援事業所　管理者

瀬戸文子

概要

Aさんは1935年（昭和10年）の生まれです。12歳の時、父を失い、22歳の時、お見合い結婚で両親と6人兄妹が同居する家に嫁ぎました。

70歳の時に夫が他界し一人暮らしとなってしまいました。子供に恵まれなかった事から、気丈夫に独居生活を送ってきました。そのため、親戚付きあいが全くない状態で過ごされていましたが、限界があります。

2013年（平成25年）10月までは要支援認定を受け予防給付を受けていましたが、だんだん衰弱し要介護となりました。2014年8月に進行性胃がんにて抗がん剤治療を受け退院しましたが、親族とは疎遠でしたから、家政婦さんを雇って、自宅での生活となりました。

胃がん、膝関節痛、腰痛など多病で衰弱して家族の手助けが必要になりましたが、過去にいろいろ行き違いがあり、義理の兄妹とはすっかり疎遠となっており、支援が得られません。

ケアマネジャーとして私たちはあきらめずに介入して、家族関係の修復とその糸口を探ってきました。しかし、過去のわだかまりはなかなか解けずに時間がかかりました。入退院や在宅にかけて、少しずつ交代して義理のご家族に役割を分担してもらいながら、ついに最期を自宅で、ご家族に感謝しながら「ありがとう」という言葉を残して一生を終えられました。

経過

親族とのわだかまりは長年一人で親戚付き合いを避けたため起こってきたことです。そして晩年のAさんは進行性胃がん・肋骨骨折・変形性腰椎症・両膝関節症・便秘症・癌性腹膜炎の状態となっていました。手術は困難で放置すると予後は3～6ヶ月、抗がん剤を投与して平均1年前後の余命と医師から告げられました。立てられた治療方針は外来通院しながら治療し、抗がん剤の量もできるだけ体の負担がかからないようにしていくことです。

Aさんご本人は、やや難聴もあり、高齢のため理解不足もありましたが、主治医からの病状説明については理解できている様子で、「家政婦さんに助けてもらい、治療しながら自宅で生活したい。早く良くなって通所介護に行けるようになりたいです」と希望されます。

その頃には、親族の方が在宅で世話を引き受ける気は全くありません。病院のMSW（医療ソーシャルワーカー）も苦労して在宅支援もマネジメントしますが、応じてくれませんでした。

退院時の状況について、日常生活においてはほぼ自立。排泄は自室トイレ使用で自立。移乗・移動は伝い歩きで室内移動は自立。廊下を歩く事は可能であるが見守りが必要。長距離は車いすを使用することが望ましい。食事については潰瘍食の全粥、副食は、ひと口大刻み食。通常の半分量摂取。摂取は自立。入浴については清拭。シャワー浴は見守りや一部介助。リハビリについては、入院中、PT（理学療法士）によるリハビリは実施しておらず、ご本人が自発的に歩行等していました。

その後病状悪化しました。義姉より電話があって、介護者不在の中、義姉は介護できないので、今後は、どこかの病院か施設で過ごすように手配してほしいといわれ、家族として積極的には関わってもらえません。

病院のＭＳＷより電話があり、本人に病名を告知しました。ご本人は自宅で家政婦さんを雇って治療を受けたいと言われるそうで、生活支援を求められました。

私はケアマネとして具体的な行動をしなければなりません。２０１４年9月22日、○○病院を訪問しました。医師・ＭＳＷ・義姉・いとこBさん同席して相談を続けます。

本人の意向に沿って、24時間の家政婦・訪問看護での対応で在宅生活を行うこととなりました。病院スタッフと現状確認し今後の予測される事について伺い、内服薬による抗がん剤投与の副作用等の確認後退院調整します。

２０１４年9月30日、本人と面談しました。在宅に向けて再度意向確認します。自宅で生活したいと意思堅く希望を述べられます。１日でも早く通所できる介護施設に行きたいですとの希望です。

「そこで通所（介護）、お風呂も入りたいです。良くなったら家政婦さんも要らなくなりますよねぇ」と言われます。病識についての認識が乏しいように思えますが、前向きの言葉の足を引っ張ってはなりません。

２０１４年10月4日、退院。家政婦さんが、家事や身体介護等の支援を行うため、介護保険サービスでは、訪問看護は週１回で福祉用具貸与利用となりました。

入院から在宅では、義姉の支援等を受けることになりますが、本人からのねぎらいや感謝の言葉がないようで、義姉より不満があります。それでも在宅となりました。以後は訪問系スタッフのお世話が続きます。

10月22日、貧血が進行しました。夜間せん妄等出現、さらに内服薬の追加投与します。腹痛等に訪問看護、緊急訪問が開始されました。

11月9日、本人からの発語はありませんが、声掛けに対して笑みを浮かべたり頷いて返事をします。傾眠傾向が強くなり、家族の不安が強まる中、家政婦さんの都合で、急遽10日～15日間、義姉といとこのBさんが泊まり込みで介護する事となりました。家族の不安軽減も兼ねて、訪問看護が頻回訪問対応することになりました。

11月11日、呼吸状態悪化、血圧測定不能と訪問看護師より連絡がありました。

11月12日　午前1時43分、親戚に見守られ永眠したと訪問看護師より連絡がありました。

総括

ケアマネとして私が思ったことは、ご本人・親族との関係が上手くいっていない中、24時間の家政婦さん対応で生活ができるだろうかという心配でした。

疼痛緩和等の医療的な支援はすべて訪問看護に依頼し、生活支援の充実面と本人や親類の思いを傾聴し精神安定に努めるようにしました。退院後の本人は、入院前と変わらず自分の思い通りの生活ぶりで、金銭の出費等を気にして、家政婦さんにも食料や日用品の購入金も渋るなど、義姉もあきれるほどしっかりしていました。

最後の夜、義姉が本人の肩をさすっていると、「あんたには、よく世話になったね。ありがとう」と言ってくれたそうです。

今までどんなことがあっても、感謝の言葉は一切言ってもらったことがなかったので、最後に「ありがとう」という言葉を聞けて今までのわだかまりが吹っ飛んだと言っていました。

退院から終末まで3ヶ月足らずでしたが、関わる事でいつの間にか信頼関係も築け、これまではベットの横にバッグを置き、頑なに金銭管理をしていましたが、義弟に任せるようになり、葬儀の喪主も義弟が行いました。死を目前にし、義弟夫婦のありがたみを悟り、わだかまりを捨てる事で、静かに眠る事ができ天寿を全うできたのではないかと思います。

事例

3

自分が設計した部屋で最期を迎えたい

本人の思いを家族で支えたケース

宿毛市東部居宅介護支援事業所　介護支援専門員　谷本ひとみ

概要

Bさん男性です。83歳になっていました。現在は奥さんと二人暮らしですが、子供たちは近所に住んでいて家族関係は良好です。

Bさんは5人兄弟の長男として生まれ、4歳の頃、家族で県外に移り住み、炭焼き等をして暮らしていました。15歳の頃父親は他界。27歳で結婚し二男を設けました。妻他界後、再婚、現在の妻との間には子宝には恵まれませんでしたが、先妻との子供と一緒に生活して平和です。

1957年に事業を始めました。努力の甲斐があり、事業は成功していました。2004年には社長を退任し、会社は息子に譲り、趣味の囲碁やゴルフ・喫茶店に通い、悠々自適に過ごされていました。

しかし、タバコが好きで、肺がんを発病してしまいました。肺がんの告知を受け手術をたびたび受けながらも、自立生活できていました。

やはり肺がんは進行します。いよいよ最期が近づいた頃、ご本人の希望により退院し、在宅で最期を迎える準備を始めました。

二十数年前自宅を新築した時に最期はこの部屋で終わると、自分で設計して部屋のレイアウトまで決めていました。入院して窮屈な思いをするより、ここで最期を迎えると決めていたのです。そして、家族に付き添われて自分の設計通りの部屋で、実際に最期を迎えることができました。

経過

Bさんは若い頃からタバコが大好きで、たびたびタバコが深く関わる病気には見舞われましたが、気力と体力で一つ一つ克服してきました。

ついに最期が近づきましたが、心の準備は充分にできています。ただ、治療の都合で入院させられることを嫌っていました。

もう1~2週間程度で寿命を閉じるだろうと予想されたときの病名は以下のように多病でした。病気のほとんどすべてにタバコが影響していました。

①原発性肺がん（肺大細胞神経内分泌がん・皮膚転移あり。ステージ4）
②陳旧性心筋梗塞（冠動脈ステント留置後）
③腹部大動脈瘤（ステントグラフト留置後）
④右総頸動脈狭窄症
⑤慢性肺気腫症による呼吸不全

原発性肺がんの末期（全身転移）で予断を許さない状態になっています。ご本人・家族共病状を理解されており、積極的な治療は希望されていないので、疼痛緩和中心での看取りの方向の方針です。ご本人が在宅を希望されているので、ご本人・家族の意思に沿って、積極的な治療はせず、安らかな状態で看取りを行う方向で方針決定されました。

ご本人は、「病院は牢獄やけん、早く家に帰りたい。家で過ごしたい」と言われます。奥さんは、「本人の意志なので連れて帰って、本人の作った家城で、本人の希望に添いながら、最期まで看ていきたいです。自分は世話好きなので精一杯世話をしていきたい」との事でした。

ご本人の退院時の状況は日常生活全般において、全介助で寝たきり状態でした。移動はストレッチャー対応できました。食事は歯がないため、おもゆや軟らかい物をスプーンで全介助で食べます。水分はストローを使用し介助します。排泄はオムツ全介助です。

介護の状況について。主介護者は奥さんです。奥さんは世話好きな方で、介護に対しては意欲的です。長男の嫁と次男夫婦は近所に住んでおり、家業の仕事を一緒にしている事もあり、何かの時の協力は得られる状況です。次男の嫁は看護師であり、仕事の休日は病状面でのサポートも得られる状況でした。本人の姉・妹さんも近所に住んでおり、訪問は可能な状態でたいへん環境に恵まれています。

自宅退院が決まると、妻より頼まれ筒井病院から往診することになりました。当居宅介護事業所に訪問看護派遣の依頼もあり、レンタル器具など家族と調整しました。

２０１５年3月16日在宅準備が整い、待望の退院となりました。

自宅に帰る場合は救急車が使えません。介護タクシーを利用して、ストレッチャーで退院しました。病院の看護師・訪問看護と共に自宅訪問し、本人・家族と面談します。本人と病院の看護師は面識があり、友達との事、趣味の囲碁の事等を話すと、本人終始ニコニコし、「碁敵のＭＫ君とどっちが先に死ぬか?」と紙に書かれふざける仕草をされます。死に対しての覚悟がうかがわれました。傍で妻も、「私は世話が好きやけん、大丈夫」と明るく話します。訪問看護とオムツや衣服交換を手伝っています。

在宅４日後、訪問看護師より食事が食べられないとの事で、本日より点滴が開始となったとの連絡がありました。

訪問看護師より、オムツ交換の介護負担が少ない方法などの提案があり、きめ細やかな対応が心がけられました。本人に苦痛な表情はなく、声掛けにしっかり相槌を打たれます。小康すれば車椅子散歩を検討しましょうと皆で話し合いました。その結果、点滴が終了し体調が良くなれば、検討する事としました。希望を持ってもらうよう心がけたのです。長くなると妻の介護疲れが心配です。いろいろ支援を提案しましたが、訪問看護についてはお願いしたいが、その他の介助は、妻が何とかできると言われ様子を観察する事としました。本人に痛い所はないですか？　と問いかけると、かすかな声で「ない、これでえい」と、答えが返ってきます。少し笑みも見られます。

2014年3月24日訪問看護師と共に自宅訪問しました。日曜日は調子が悪かったが、月曜日は調子が良く、体調に波があるとの事でした。痛みや苦痛について声掛けすると、本人は目をつむったまま、声はないものの、口を動かし「ない」と意思表示されます。

3月25日朝奥さんより、夕べも調子が悪く夜中に往診をしてもらったと言われました。呼吸状態も悪いので、入院せずこのまま家で看ると連絡ありました。訪問看護師の訪問に合わせて自宅訪問します。1・5ℓで在宅酸素吸入を実施していましたが、呼吸苦・痛みなく過ごせていました。妻の負担軽減として、オムツ交換と衣類の交換を手伝います。

妻は疲れている様子は見られるが、気丈に「大丈夫。私は世話が好きやけん最期まで看る」と言われます。

3月26日早朝、家族に看取られ、安らかな最期を迎えられました。訪問看護師がエンジェルケアをする傍で、妻は、「大変やったけど、最期まで家で世話ができて良かった」としみじみ話されていました。

総括

在宅での看取りに携わって、居宅依頼から自宅でお亡くなりになるまで、14日間という短い期間の関わりでした。Bさんは自分の病気をしっかり受け止め、治療方針や自分の最期の形を決められた覚悟の強さは立派で、死を迎える不安や弱音を吐かない姿は凛としていて、Bさんの生き様を見せて頂いたようでした。その思いを支えた奥さんも、不安や疲れ等で一時は心揺れる時はありましたが、終始笑顔で頑張り、子供さん夫婦も精一杯お世話され、亡くなられた悲しみは消える事はないと思いますが、本人の思いを遂げさせてあげた事で、悲しみの中にも救われるものはあったのではないかと思います。死に様を決め、貫いたご本人はもとより、それを支えた奥さんや息子さん達の姿勢は、ケアマネジャーとして感銘を受けたケースでした。

事例

4

ケアハウスでの看取り介護への取り組み

家族関係が壊れていても、スタッフには寄り添う努力が求められる

ケアハウスすくも　生活相談員　岡村清

概要

ケアハウス「すくも」は平成8年に開設され、現在約50人が生活しています。60歳以上の方ならどなたでも利用できます。入居生活が長くなり、利用者の方もだんだん高齢化して、要介護の方が増加してきました。そこで、平成18年から特養と同じレベルの介護を提供できる特定施設へと変化してきました。

このように高齢化が進む中、できるだけ看取りに至るまでの介護を行ってきました。以前は状態が悪化すると医療機関へ入院していたため、施設内で看取り介護を行うことはほとんどなく、職員の不安もありました。

今回紹介する事例は、高知県外の方で、10年ほど前に、ぽつりと一人で入居されました。本人と家族との人間関係が良くないため、ご家族の面会訪問が少なく、終末状態になった

時、連絡・調整が難しかった事例です。ケアハウスの近隣に実の妹が居住しており、妹を頼って遠方より来られた事情があったようです。最期はスタッフとご家族が総力をあげてお世話をし、想定より平和な一生を終えることができました。

Aさん、男性・80歳。
障害高齢者の日常生活自立度：B2
認知症高齢者の日常生活自立度：Ⅲa
家族構成：妻、長女（高知県外在住）、長男（高知県外在住）、妹（ケアハウス近隣在住）

経過

Aさんは平成14年より当施設に入居され、平成25年まで自分で車の運転もされ買物等も自分で行っていました。

家族仲が良くないため、妹の勧めもあり、自宅から遠く離れた当施設に入居したのです。中でも妻との仲が良くないため妻の悪口を言うことが多く、また、妻もAさんのことを良く思っていないため面会がありません。

Aさんは前頭葉・側頭葉に萎縮があり、非アルツハイマー型前頭側頭葉変性症と呼ばれるタイプの認知症になっていました。アルツハイマー型と異なり病気の初期から無為・無気力、家族との共感の欠如、同じことの繰り返しを言ってしまい、他者とコミュニケーションが取れなくなってしまいます。精神科には受診を継続していましたが、病状は進むばかりです。会話をしようとしても、相手の言うことに対し常に否定的で、自分の今までの職歴や妻の悪口を訴えるため、他の入居者と交流を持つことが難しい状態が続きました。

妹との関係性は良かったのですが、多い時には10分に1回程度、1階の公衆電話まで降りて行き、妹へ電話をするため、妹さんもうんざりして電話にあまり出なくなり、着信拒否気味になっていました。

Aさんは以前より心疾患もあり、治療を行っていました。心臓の状態が悪化して、入院治療を受けることもしばしば起こりましたが、ケアハウスがこの方の住処ですから、すぐに退院して帰ってきます。

こんなことを繰り返している内に、10年が経ってしまいました。心臓疾患は進行し、やがて最終段階を迎えることが想定される状態になりました。医師からの説明では、「心臓に水が溜まっています。状態がよくないので、ケアハウスで看取りをしないならベッドが空けば入院も考えるべきでしょう。入院するまではケアハウスで服薬、点滴で対応します」との方針が立てられました。

Aさんの認知症状はだんだん進行し、意志決定は非常に困難と考えられるようになっていました。そこで、ご家族と連絡を取り、ターミナルケアについての説明と医師より病状説明があることを伝え、ケアハウスまで来てもらうようお願いしましたが、ご家族からの返事は、「すぐに行くことはできない」とのことでした。

そうこうしている内、約1ヶ月後にようやく当施設へ面会に来てくれたため、病状説明と今後のことについて話し合うことができました。施設として行えるターミナルケアの内容をご理解頂き、ケアハウスでの看取りをすることになりました。

妻、長女の意向は、今の治療は継続し、穏やかに最期の時を過ごしてもらいたいというものでした。しかし、Aさんには食後の服薬拒否があり、口の中へ入れるまで確認しても後から自分で出したりすることもあり、なかなか状態は改善されないのです。ご家族の協力があれば、今よりは服薬もできるのでないかと思い電話にて相談するも、妻は「私の顔を見たら逆に悪くなる」ということで協力は得られませんでした。

看取りの協力をお願いすると、入院を希望されるようになってしまったのです。看取りのお世話を自分たちでする気がなくなっています。

ご家族の希望ですから仕方なく入院していただきましたが、Aさんの服薬拒否とリハビリ拒否が強く、入院の対象外と判断され病院から出ることになりました。そして再びケアハウスで終末期ケアを行うことになりました。

服薬については、当施設へ帰ってきてからも薬を飲めない日が多くあり、酸素も自分で外したりしてしまいます。服薬や酸素をしなければますます苦しくなることを本人に伝えても、認知症のためなかなか理解してもらうことができなかったのです。

その都度ご家族へ連絡はしていたものの、現在の病状がどこまで伝わっているのか不安な部分もあり、世話をするスタッフも大変でした。

2015年1月中旬頃より、食事もほとんど取れない状態になり衰弱します。ご家族へ電話連絡し、1月31日当施設へやっと面会に来てくれました。

今度はご家族は入院を希望していましたが、前回退院した経緯を説明すると、やっと長女が終末期の付き添いをすることになりました。その後病状は回復せず、2月5日スタッフと長女に看取られ静かに息を引き取られました。

総括《そうかつ》

施設で看取りを達成するには、夜間帯での緊急時の対応に不安が残ります。今回の経験で、若い職員は貴重な経験ができ、今後さらに増えるであろう看取り介護に対し、前向きな気持ちで受け入れたいという意見が見られるようになったことは施設にとって大きな成長といえます。

また、夜間帯での緊急時の対応についても、今後どのような状況でも冷静に対応できるよう、医師を含めた各職種の連携をさらに強いものとし、少しでも現場職員の不安の軽減を図るようにしたいものです。

今回Aさんとご家族との関係性があまり良くないことと、遠方のため協力もほとんどない中で、マネジメントに苦労しましたが、最終的に長女が付き添うことになり、最期を迎えられたことは、本人、ご家族ともに良かったのではないかと思います。

高齢者の方は、これまで様々な経験をしてこられた人生の大先輩です。ご家族や高齢者の方々に接する私たち施設の職員は、その方の人生の最期が幸せで、有意義なものであってもらえるよう、微力ながらも一生懸命に向き合うことが大切だということを学ぶことができました。私たちは、この経験をより一層活かし、これからも各職種が力を合わせ、ご本人やご家族の気持ちに寄り添う介護を行っていきたいと思います。

事例

5

三姉妹によるめでたい在宅看取り

終末期看取りのために自宅に連れて帰ったところ、驚きと感動を与えてくれた

筒井病院院長　筒井大八

概要

ＹＡさん、87歳、女性、脳梗塞後遺症。

ＹＡさんは脳梗塞を繰り返し、ほぼ10年寝たきり状態で過ごしてきました。体調が悪くなるたびに入院していました。病院の入退院を20回以上繰り返してきましたが、だんだん衰弱してきました。次女と三女は結婚して近隣に住んでいます。長女は、ＹＡさんの自宅から１２０キロ離れた高知市の救急病院に勤務する看護師です。

入退院を繰り返すたびに、帰宅して世話しますが、常にご本人は早く家に帰りたい。もう入院したくないと懇願されます。娘三人ともそれぞれ家庭があり、同居することはできません。老人保健施設もたびたび利用してきました。

今回は長年利用してきた老人保健施設で、看取りをする予定でご家族も覚悟を決めて、最期を待っていましたが、もう2、3日しか寿命がないと思われる状態になってから、急に家で看取ってあげたいと三姉妹の意見が一致しました。

無理して連れて帰ったところ奇妙なことが起こりました。結果として、ご本人、御家族とも大満足を得られた事例です。

経過

療養期間が長くなり、嚥下性肺炎を繰り返し、病気の起伏が激しい方でした。最近では老人保健施設の定期計画的入所（ショートステイ）と在宅支援メニューの利用を繰り返し、近隣の娘さんが交代でお世話をして機嫌良く過ごされていました。

しかし、寄る年波には勝てず、今度の入所で寿命は終わるだろうと家族も感じていました。当初はショートステイで10日程度預かってもらう計画でしたが、だんだん状態が悪くなり、入所介護に切り替えました。1ヶ月もすると食事もとれず、意識も混濁し、喘鳴《ぜんめい》も出現してくるまでに弱ってしまいました。寿命を終えるのは時間の問題と誰しも思うような状態になってきたのです。

もう2、3日しかもたないだろうと思って、遠くの家族も呼び寄せていたのですが、家族が集まるとなかなか息を引き取りません。

家に帰れるまで死なないのではなかろうかと家族が思うようになったのです。相談のうえ家族は自宅で面倒を見ることを決断しました。娘さんは3人でそれぞれ1週間程度の介護休暇を取り、付き添い介護の態勢を整えました。

一般に、臨終間際になって家に連れて帰る家族はほとんどいません。亡くなってから連れて帰るのが普通です。娘のうちの一人は看護師ですから、看取りのことは心配なかったのです。必要な時に医師が往診をすればそれで済むという理屈です。

施設から在宅への搬送には救急車は頼めないのです。民間の介護タクシーを頼むか、家族がワゴン車で運ぶしか方法がなく、相談のうえワゴン車で運ぶことになりました。

家に無事帰り着くだろうかと危ぶまれた状態でしたが、20分程度の道のりです。途中何かあれば看護師がついているので、常識的な処置はできます。心配しながらもやがて無事に家に帰り着きました。

家に帰って懐かしい床の間に寝かしたとたんに、死線期をさまよっていたYAさんは目を開けたのです。長年親しんだ自宅の「気」を感じたのでしょうか。それでも経口摂取はできません。口に食べ物を入れても嚥下する反応が失われていました。

私が往診に行っても点滴も希望されません。何か必要になれば連絡して下さいと告げるだけです。

いつでも往診できる用意をしていましたが、一向に連絡がありません。気になって、その後10日ほど経って往診してみましたが、予想に反して顔色も良く、手足の冷感もなくなっていたのです。全く食べませんから、ただひたすら痩せていく毎日でした。点滴もしていないのに多量の尿が自然に出るのが不思議でした。自分の体内で水を合成できているのですと説明すると、「そんなもんですか?」と訝る毎日が続いたのです。

そのまま数日が経ってしまいました。ある日、呼吸が止まったから確認に来てくださいと言われて往診したところ、見事に呼吸をしており、生き返っていたのです。呼吸をしなくなったので医師に往診を連絡して、そのまま葬式の写真を三人娘が選んでいると、何か言いたくなったのか再び呼吸し出したといいます。

娘達に囲まれた雰囲気が気に入ったのか、何も口にしないまま、さらに二週間が経過しました。

そしてとうとう最期が来ました。連絡を受け本当だろうかと半信半疑ながら往診してみると、今度は「呼吸」がなく、「心臓」も動いていず、「瞳孔反射」もありません。「生命反応」が全く見られません。呼吸と循環の非可逆的停止のことを死と定義します。

YAさんはついに死亡してしまいました。確実にその一生を閉じたのです。

総括

　YAさんは、三姉妹を育てたこの自宅で最期を過ごせたことを、うれしく思っていたことでしょう。医学的な話ではありませんが、言葉を発する力はなくても、人間の脳細胞は無限に近い細胞同士のネットワークを構成し、機能している可能性が考えられています。それが霊気となってうれしい気持ちを来世まで引き継いで旅立たれたかと思われます。

　この方には理屈に合わない生命力がありました。病院で手当をすればもっと早く亡くなっていたかもしれませんし、反対に、手厚い医療機器類を駆使して生かされ続け、うんざりしていたかもしれません。ご本人の望みを尊重するのが看取りの基本といえましょう。

　その後、四十九日、初盆、一周忌と皆が集まってYAさんの思い出を語り合い、良い最期を迎えられた満足感でいつまでも幸せそうでした。

事例

6

訪問看護ステーションにおけるターミナルケア事例

最愛の奥様の横で迎えた幸せな往生

豊寿園訪問看護ステーション　管理者　間敦子

概要

Yさん男性、妻と二人暮らしです。2年前、心臓病手術を受けて以来、気管切開、胃瘻《ろう》造設したまま療養していました。在宅志向の方ですから、回復期リハビリにも熱心に取り組んでいました。それでも限界があります。生活能力は全介助のままですが、何とか在宅できないか何度もMSWやケアマネ、訪問看護師などが話し合いの場を持ちました。

気管切開していると在宅では様々な医学的処置の問題が想定され、すぐには在宅できる要件が整いません。

ご本人は「帰りたい！　帰りたい！」という意思表示を連発します。妻もそれを叶えてやりたいと思っています。スピーチカニューレ交換、胃瘻の管理など、いつでも往診できる医師、いつでも訪問できる看護師のチームがなければ無理です。逆にいうと在宅はリスクを負いますが、医師と看護師さえ契約できれば、帰ることができるのです。そして、医師は筒井病院（永松・筒井）、看護師は豊寿園訪問看護ステーションが担うことになって在宅が始まりました。2年間ほど頑張り、ある日とうとう寿命を終えました。希望通りの大往生でした。

経過

訪問看護が始まって2年後のある日のことです。

「今朝Yがみてました」Yさんの妻から電話がありました。担当看護師の私は一瞬意味が分からず「みてたという事は亡くなられたという事ですか？」と尋ね返すとYさんの奥さんは「はい」と答えました。

私は大急ぎで院長と本人宅へ向かいました。自宅のベッドの上には眠っているかと思う程、穏やかな顔のYさんがいました。

2年前、高知市内の病院で心臓の手術を受けたYさんは、呼吸状態の悪化から気管切開をし胃瘻造設をしました。その後、四万十市の病院でリハビリをし、自宅へと帰ったのです。退院にあたり、ケアマネ、MSW双方から連絡があり、サービス担当者会議が開かれました。車椅子、ベッドのレンタル、呼吸器用具の購入、消毒等の衛生材料の準備、奥様に持病があるため、受診日確保のためのショートステイやデイサービスの調整もしました。気管切開した状態で胃瘻管理や介護が必要な方が自宅に帰るには、訪問看護師と往診してくれるかかりつけ医が絶対必要です。この問題は前述したようにかかりつけ医の対応で解決できます。

小柄な奥様はベッドから車椅子移動が自分でできるようになっての退院を考えていたようでしたが、とにかく本人が「退院したい、帰りたい」と強く希望していたので現状のまま退院になりました。

外出が好きなご夫婦は車を福祉車両に替え、買い物や食事にも出かけることもありました。奥様は常に「胃瘻だけの食事はあまりに味気がない。夫は食べられるのだから……」と思っており、私たちは「外食の時は必ず吸引器はお守りに持って行ってね」と話しました。ある日の夜、「ばら寿司を食べさせたら息が苦しいと言ったのでスピーチカニューレを抜きました」と電話があり、かかりつけ医が再度挿入のため往診してくれたこともありました。

加齢とともに循環器・呼吸器の病気の重いYさん、奥様には主治医から「体の調子は弱ってはきていますすぐにという訳ではないが、突然という事がないとも限らないですよ」と話があったようでした。

亡くなる前夜、37℃台の熱がありました。妻が夫に「病院に行く？」と聞くと、「明日でええ。お前ももう眠れや」

と、これが最後の会話でした。

朝、奥さんが気づいた時には呼吸が止まっていました。すぐに看護師の私に電話があり、電話の向こうで「夫がみてました」という報告があったのです。「みてる」という言葉は地方言葉で、「亡くなる」という意味ですが、大往生という意味が含まれたいい言葉です。

総括

「徐々に衰弱している病気をご本人が一番分かっていたのかもしれんね。病院に行ったら帰ってこれなくなる事も……と感じていたのでしょうね」

と、死後のエンジェルケアを丁寧に行いながら、奥様と話しました。自分のお城で、最愛の奥様の横で永眠できて幸せな最期だったのではないかと思った事例でした。

事例

7

特養でターミナルケアを達成した一事例

その人らしい最期を迎えるための一考察

特別養護老人ホーム豊寿園　介護主任　横山里美

概要

Aさん、女性・82歳です。

要介護度5で、日常生活動作（ADL）は全てにおいて全介助の状態です。いままでたくさんの病気を患ってきました。慢性心不全、脳梗塞、変形性股関節症、変形性膝関節症などにより肢体不自由となってしまいました。

経口摂取できなくなったとき、病院で胃瘻造設しているため、食事は流動食ですから、味がありません。全身が衰弱し、廃用症候群により発語がなく、コミュニケーションも図れないため、心身の状態の変化に気を配る必要がありました。

2014年4月にB病院（介護療養型病床）より特養へ入所してきました。

Aさんの夫は超高齢で97歳、長男は介護が必要なほど病弱で遠方に住んでいて、長女は早くに亡くなられているため、キーパーソンは次女です。

経過

特養入居後は比較的落ち着いて日常生活を楽しまれていました。

入所当初はベッド上での生活が主で入浴時のみの離床という事でしたが、入所後より本人の体調に合わせて少しずつティルトリクライニング式車椅子での離床が可能になってきていました。また、機能訓練士と共にポジショニングの検討や生活リハビリ支援の中で離床の機会も増え、散歩支援ができた日もありました。

しかし、時折発熱や体調の変動があり、他職種や医療との連携を図りながら体調管理をし、穏やかな生活を送っていました。

入所して2年が経過しようとしていた2月頃より体調を崩し発熱を繰り返します。検査の結果、肺炎・胸水貯留と診断されました。また、四肢の冷感・浮腫・呼吸状態など本人の日々の状態を細かく観察する中で経管栄養の流量調整をし、咳や痰の貯留がなくても心不全悪化の可能性もあるとの事で、経管栄養の実施状況を担当医師に報告し、指示を受けながら対応していました。

担当医師より家族（次女）へ検査結果及び病状説明があり、重症であることが告げられました。次女さんは転院しての治療は受けたくない事と、この施設でできる範囲での対応で構わないと希望されました。

訪室の度に声を掛けると薄っすらと目を開ける反応を見せてくれるなど、一時的に状態が落ち着いた時期もありましたが、少しずつ末梢の冷感・チアノーゼが続くようになります。呼吸状態も悪くなり、自然看取りのご家族の意思を再度確認の後、看護・介護の連携・他職種協働によるターミナルケア開始となりました。

その日の午後に状態が急変し、家族に連絡を入れました。家族の方（次女夫婦）が様子を見に来た際には、娘さんは喘ぎ呼吸をしている母の姿を見るのがつらいと言われ、気持ちの動揺もみられたりしていました。またその日のうちに夫、長男夫婦が会いに来られ、本人の手を握りながら声を掛け付き添ってくれていました。

しばらくして、ご家族が一旦自宅へ帰った間に呼吸状態が悪化し、口腔内に溜まっている痰の吸引を実施、呼吸回数の減少、モニターの数値が計測不能となり、深夜になっていましたが協力病院による担当医師に来てもらい経過確認後、職員に見守られながら静かに永眠されました。

最期の時にご家族は間に合いませんでしたが、長い間本当にお世話になりましたと声を掛けて頂いた家族の方からの感謝の言葉は感慨深く、施設職員で見送らせて頂いた際、その人の人生の最期に関わり、命の尊さを実感できた事例です。

総括

特別養護老人ホーム豊寿園は平成2年4月に開設して以来25年という月日が経過し、目まぐるしく制度も変容を遂げ、試行錯誤の中で現在に至っています。特養は入居者の超高齢化が進み、また介護度が重度化し、「介護の必要な方が生活する施設」という事だけではなく、「日常生活を送ってきた場所で介護を受けながら人生の最期を迎えることができる施設」というういわゆる「終の棲家」として認識されるようになってきています。

特養（豊寿園）ではこれまで数多くの入居者の方のターミナルケアを実践してきましたが、その度にこれで本当に良かったのか、施設生活がその人にとってどうであったのか、終末期の御家族や御本人の想いはどうだったのか、その人にしっかりと関わることができていたのかなど、施設でのターミナルケアを振り返った時、関わったスタッフの様々な想いが残ってしまいます。

今回の事例だけではなく、多くの実践を経験させて頂いた中で、特養でのターミナルケアというのは日常生活のケアの延長線上にあり、特別なケアではなく当たり前の日常生活の場で最期の時まで、その人に関わる事ではないだろうかと考えます。そのためには、居室環境が過ごしやすく安心できること、日常的な他愛のない会話をすること、居室訪問をして声を掛け寄り添っていること、苦痛を取り除いてあげることなど日常のケアの継続を専門職として提供し、人生の最期をその人らしい豊かな生活が送れるようにすることだと考えています。

しかし、介護職は入居者の最期の時を目の当たりにした時、専門職として何をしてあげればよいのかと過度に考え過ぎてしまい、日々不安や葛藤の中で最善のケアを施すことに囚われがちになってしまいます。本来、「住み慣れた自宅で家族に囲まれて」というのが理想なのかもしれませんが、家族とともにあるいは家族に代わって、より自宅に近い場所で、どれだけ豊かで穏やかに過ごせるか、その人らしい人生をその人のためにどういうケアの提供をすれば良いのかをしっかりと考え、展開していくという事が大切であると思います。

事例

8

最期は老健施設で妻とスタッフに看取られたケース

超老々介護と本人の願いと違う最期に辿りつくまで

居宅介護支援事業所やいとがわ　介護支援専門員（ケアマネジャー）　荒谷祐一

概要

Bさん御夫妻は90歳代。長い間、同じ地域内にて息子夫婦と別居生活をしてきました。Bさん自身が大家族で苦労した経験から息子夫婦のために、あえて別々の所帯で暮らしてきたのです。息子夫婦はもちろんのこと、誰の世話にもなりたくはなかったのですが、Bさんの肺気腫が進行し、妻の介護疲れが顕著となり、仕方なく介護保険サービスを利用する事になりました。

最後まで自宅に居たかったBさん。いろいろな過程を経て介護老人保健施設（以下老健）で最期を迎えることになりました。その最期の刻を迎えるまで頑張ったBさんの事例です。

経過

Bさんは90歳を過ぎ、持病の肺気腫が悪化し、だんだん衰弱されてきました。人生の最終段階をどうするかが話し合われました。Bさん御夫妻、老健相談員を交え、介護保険サービスの利用を検討するも、Bさん本人は乗り気でありませんでした。後日妻から近くにある通所介護事業所（以下デイサービス）に直接電話があり、デイサービスを利用したいとの希望が伝えられました。

そして、サービス担当者会議（介護関連サービスを担当する専門職の会議）を経て、Bさん御夫妻の了承のもと、平成26年5月11日より、デイサービスの利用開始となりました。

当初、デイサービスの利用についてBさんは否定的でした。しかし、いざ利用してみると、近所の方や実弟、中でも親友との再会があり、思いのほか気に入られ、その後も大きな楽しみのひとつとして定着する事になりました。

妻の介護負担の軽減のために開始したデイサービスでの入浴も、この頃には親友との交流の一環として楽しみのひとつになっていました。しかし、Bさんの体調の悪化、妻の介護負担の蓄積から、Bさんは老健に入所しました。入所中に在宅酸素療法の訓練を受け自宅に帰ることになりました。

息切れが持続するものの、Bさんは在宅での生活に満足していましたが、妻から「疲れた」との声が聞かれ、本当に自宅に戻って良かったかと不安になっていました。

今後の支援について、訪問看護の利用を提案し、Bさん御夫妻から了承されました。その後しばらく在宅で生活できていました。

平成26年6月13日、自宅へ訪問するとBさんがベッドを背にして座り込み、妻が側に付き添っていました。呼吸も乱れており、身体機能の低下、健康状態の悪化から、自宅での生活継続は困難と判断し、Bさん夫妻に今後の方向性について確認すると、妻から「おじいちゃんの言う通りしたいけんど、私はもう限界です。昨晩本人にこんこんと話をしましたので老健ぎんなん荘でお願いしたいです」との意思表示がありました。

Bさんは自宅にいたい様子ですが、閉眼したまま沈黙しています。Bさん、妻共に限界です。沈黙は強い倦怠感と老健ぎんなん荘への入所の合意と捉え、再度老健ぎんなん荘への入所の是非を確認しました。するとゆっくりとBさんが頷きました。老健ぎんなん荘への入所への合意と判断した私はBさんに感謝の言葉を伝え、その場で急遽老健ぎんなん荘への入所調整を行いました。

老健ぎんなん荘に到着すると老健看護師長、訪問看護師が待機しており、Bさんはストレッチャーにて、そのまま入所となりました。

入所後もBさんの体調は改善されず、そのまま老健ぎんなん荘にて看取りの準備を行う事となりました。

平成26年8月2日、老健ぎんなん荘にて、妻とスタッフに看取られBさんは他界されました。

在宅中、たびたびの呼吸不全から、酸素吸入や医師の往診、点滴訪問などが絶えませんでした。妻は持病もあり、更に腰痛や不眠に悩まされていました。同じ地域に住む、息子夫婦の世話にはならず、それを最後まで押し通したBさんの一生でした。

総括

Bさんは在宅を望み、妻も最後まで寄り添う気持ちでしたが、90歳を超えた超老々介護の果てに、在宅の継続を断念しました。在宅継続や在宅看取りのための大切な要件はキーパーソンが健康であることです。このような事例は今後も増加することでしょう。そして子供たちに迷惑をかけたくないという思いを持っている高齢者はこれからも増え続けると思われます。私たちは、これからも何らかの理由により思い通りの最期を迎える事ができない高齢者やその家族に寄り添い支え続けます。そして微力ながらでもBさん御夫妻のような思いをする方が少なくなるように尽力する事が大切なのです。

事例

9

有料老人ホームでの看取り

有料ホームで円満にスタッフと家族に看取られた例

有料老人ホームやいとがわ　施設長　松岡英広

概要

ＳＴさん、91歳・女性。

脳梗塞後遺症・慢性心不全・高血圧症・気管支喘息など多病で、状態が要介護度3から5にだんだん悪化してきました。

多病のため有料老人ホームやいとがわ入居中にたびたび入退院を繰り返していましたが、その間ほとんど有料ホームやいとがわで生活された方です。

ご家族は近隣に住んでいますが、衰弱が進むにしたがって有料ホームのスタッフ、ご家族とも身内同様の人間関係ができ、最期は有料老人ホームでスタッフとご家族と一緒に看取りを行った例です。

経過

家族構成は、夫と二男三女。若い頃は、農業・炭焼きをしていた働き者です。認知症を発症していた夫とともに、ぎんなん荘通所リハビリテーションを長い間利用されていました。しかし、夫が病気で長期入院となったため、一人暮らしとなった平成20年4月1日、有料老人ホーム「やいとがわ」に入居しました。入居当初は要介護3でした。この有料老人ホームは当時まだ特定施設としての認可を受けていなかったため、介護力不足のため日中は近隣の通所リハビリテーションに通って、旧知の友人たちと会うのを楽しみに過ごされていました。

2010年5月13日、急に足が立たなくなり、病院に搬送されました。検査の結果はラクナ梗塞と診断され入院治療を受けることになりました。

構音障害・右下肢麻痺があり急性期は救急病院で治療を受けました。

その後、回復期リハビリを終了して歩行器移動可能となったので有料老人ホーム「やいとがわ」へ再入居となりました。再入居後は、脳梗塞後遺症による右下肢麻痺があり、ADLが徐々に低下し移動も歩行器を希望されましたが、歩行器移動は不安定で、転倒の危険性があり、車椅子・歩行器を併用して使用するようになりました。

2011年、夫が他施設で他界されました。その後、居場所がなくなり、この有料老人ホームで長く暮らすことになりました。

2014年10月には当施設は特定施設としての認可を受けており、従来の他施設での通所リハビリを受けることができなくなってしまいました。リハビリは施設の職員がしなければなりません。

リハビリは頑張って行いましたが、認知症も徐々に進行していきます。慢性心不全も合併しており、むくみのため利尿剤服用が必要です。日中や夜間とも利尿剤による排泄の訴えが頻回に起こってしまいます。下肢筋力低下も見られるようになり、移動も車椅子レベルまで低下していき、介護保険更新申請では要介護5となってしまいました。

2015年1月頃より座位姿勢右側前傾し円背も強く、咀嚼・嚥下機能が低下し食事摂取量も低下してきました。胸部・背部痛や微熱症状が見られるようになり、2月4日は昼食時に口腔内より出血してしまいます。

病院の外来を受診し諸検査を行い、出血部位は胃部の消化管ではないかと医師からの説明がありました。その後、長男へ電話連絡し、大量の出血時は救急病院の幡多けんみん病院へ搬送する予定である事を説明すると、長男は終末期の救急医療行為は望まないと言われます。また次女からも他院への入院も希望しないということでした。

つまり、ご家族は「やいとがわ」で最期まで看取ってほしいという希望です。スタッフで話し合った結果、家族同様のお世話をしてきたので、看取りまで行おうということで意見が一致しました。看取りの経験がないスタッフも多く不安もありましたが、以下のような経過をとりました。

2月5日、食事摂取量は少なく、むせ込みも見られるため、水分はできるだけ摂取できるよう工夫された「OS1ゼリー」をすすめました。本人は拒否する事もありましたが、できるだけ少しずつ、食べさせました。

看護師より尿量・回数のチェックの指示があり、定時に確認します。また、褥瘡《じょくそう》予防のため、1時間ごとの体位変換や口腔清拭《せいしき》にも注意するようにしました。

2月6日、発熱があり、少しつらそうです。かかりつけ医の往診を受けました。点滴施行し内服薬が処方となりますが、内服薬服用困難にて中止しました。点滴は訪問看護を利用し継続します。ベッド上では独語も多く聞かれるようになってきました。

2月13日、往診担当の医師より家族面談があり、病状は最終段階であることが告げられます。血液の炎症反応が低下しておらず、全体的に悪化傾向が見られ、抗生剤や補液の効果もまったくなく、これ以上の治療継続の意味もないと判断されました。

本人に苦痛を伴う事になるので点滴を終了し、当施設での看取りを開始することになりました。

また、心臓マッサージや人工呼吸のような蘇生処置は行わず、死亡確認のみの対応になることもご家族からの同意がありました。

看取りを行うにあたっては、看護職員を中心とした看取りを行います。

16時45分、熱なし。下顎呼吸が見られるようになり、衰弱が著名ですが、まだ意識・呼名反応はあります。

18時00分、看護師により口腔ケア・喀痰吸引施行。

21時00分、38・5度発熱あり、クーリング施行。

23時00分、下肢チアノーゼ出現し、肩呼吸となりました。

2月14日9時05分、微弱呼吸となりました。

10時45分、呼吸停止。かかりつけの筒井病院へ連絡し往診を受けます。

10時56分、医師より死亡確認され、家族が見守る中、安らかに永眠されました。死亡日は2015年2月14日（午前10：56）。

総括

長女は遠方にいますが、他の兄弟は近隣に住んでおり兄弟や孫も多く面会に来られていました。特に次女は毎日のように面会に来られ、時間の許す限り傍で見守り、最期も立ち会えた事は次女にとっても本人にとっても良かったと思います。

特定施設入居者生活介護の指定を受けて、初めて施設で看取りを行いましたが、職員としては看護職員を中心とし、できる限りの看護・介護を行ったつもりです。御本人・家族にとっては満足され納得された看取りだったのかは心配でした。

しかし、数日後にご家族が当施設を訪問された際に「お世話になりました。本当にありがとうございました。大満足の往生でした」という言葉をかけていただき、癒された気持ちになりました。当施設では、看取りに関する取り組みがまだまだ不十分なので、今後は更に入居者・ご家族が納得され満足される看取りができる体制を確保し、知識向上に努めていきたいと思います。

事　例

10

最期は家族と共に幸せな数時間を送る

ＭＳＷの役割の重要性を実感

筒井病院相談員（ＭＳＷ）　黒田隆久

概　要

Mさん93歳男性です。右視床出血（脳出血）発症後、心不全、肺炎など併発し、経鼻栄養状態になりました。

高齢の妻と四女（仕事をしているが近々退職予定）と同居していました。そして次女、三女とも近くに住まわれています。87歳で脳梗塞、89歳で肺結核などたびたび大病に見舞われますが、次女、三女は妻と四女に任せっきりであまり口出しをしてきませんでした。このたび発症した視床出血は重病で心不全、肺炎を併発しており、いつ寿命を閉じるかわかりません。経鼻栄養、頻回な吸引など全介助状態ですが、一応病状が安定した時、筒井病院回復期リハビリ病棟転院となりました。

転院後しばらくリハビリを頑張っていましたが、多臓器の衰弱状態がひどくなり、改善は不可能と判断されました。次女、三女は病院から施設での療養を望まれましたが、妻と四女は、本人の希望を尊重して自宅に連れて帰りたがり、家族間で意見が分かれました。MSWが介入し、最期を看る場所を御家族で話し合った結果、自宅で最期を迎えさせてやりたいという事になりました。いろいろ準備に追われましたが、介護タクシーで退院しました。帰宅1時間後往生されました。

経過

Mさんは超高齢で、そのうえ多病でしたが、自宅で妻と落ち着いて生活していました。2014年10月11日急に意識障害が起こり、救急病院に搬入されました。病名は視床出血で重症です。心不全、肺炎など繰り返しましたが、それでも、小康を得ることができました。

11月2日救急病院を退院され、リハビリのため筒井病院回復期病棟に入院しました。リハビリ目的の入院でしたが、経管栄養状態で、嚥下肺炎を繰り返し、予後は予断を許さない状態になりました。最期が近いことが予想されます。

回復期病棟入院中の経過について、記録を元に家族の心の移り変わりをみてみます。

11月2日入院時に次女、三女、四女、担当ケアマネと面談しました。キーパーソンの四女は在宅での看取りも視野に入れていましたが、次女・三女は施設を希望しています。家族間の意見が一致せず、担当者は介護認定区分を変更し、その結果で特養を申請することになりました。

11月14日、意思確認のため、再度次女・三女と面談しました。四女の言い分は自宅で父を最期まで看取るつもりだったが、自分が東京の娘宅に行くようになったため、親を当面家に連れて帰ることはできなくなったようです。次女と三女は仕事もまだ辞めないので在宅介護は無理だと言われます。介護離職は現実的に無理があります。

11月21日、数日前より微熱、ゴロ音・黄色痰あり、ＳＰＯ２（酸素飽和度）も70％台、適宜吸引で対応、治療開始しますが、経管栄養は中止としました。

11月24日、解熱、レントゲンの結果両側胸水貯留・心拡大認められます。心不全による胸水貯留で治療継続、経管栄養は再開します。

11月25日、再度発熱、治療継続。経管栄養は朝1回のみに減量しました。

12月2日、胸水前回より減少、経管栄養は行っていないため、痰も減少します。区分変更結果、要介護5となりました。

12月10日、血圧低下傾向。夕方家族が帰った後ＳＰＯ２が低下し酸素1ℓ投与されます。

12月12日、妻に対し今後の方針の話し合いを実施、妻も在宅での看取りを希望されます。

四女からも今度は在宅での看取り希望がありました。主治医からも許可があり、在宅看取り実現に向けて調整していくことになりました。

12月13日、ケアマネより連絡あり、姉妹で話し合った結果、在宅での看取りで意見が一致しました。早速、訪問看護、往診の調整、福祉用具、吸引器などについて手配します。

12月14日の午後の退院予定となり、介護タクシーの手配をしましたが、道中で亡くなるかもしれないことが危惧されます。

12月14日午後の退院となり、病棟看護師長、相談員が自宅まで同行することにしました。15時頃自宅到着、家族、ケアマネ、サービス事業所が待機していました。

一時間後心停止となりました。当院医師往診、16時49分死亡確認されました。

当院転院時からMSWやケアマネを中心に、家族・病院との連携が、山あり谷ありながらも比較的スムーズに行えた事例です。

総括

当初、家族同士の意思の疎通がスムーズでなかったため、同居の四女、近くに住む次女、三女で今後の思いが違ってくるのは当然であると思われます。

次女らは、父親の介護負担を高齢の母親や、妹にさせないように考えていましたが、お互いの気持ちが理解できず、話し合いを持つこともできなかったのです。その間も父親は衰弱、熱も続き、経管栄養も中止となったりしました。

家族間への説明と同意を得るため、全員との面談を行いました。妻と四女、在宅での看取りを希望されることが理解され、ここでやっと家族間で話し合い、全員の思いはひとつになったのです。

ここからはその思いを達成するため、最善の受け入れ環境（住環境とサービスの利用計画）を整えることになりますが、いざ退院日、現状からみても残された時間はわずかであると思われます。

病院から自宅まで介護タクシーで30分はかかってしまうのです。移動中の急変を考え、病院看護師長らが同行します。午後3時頃家に到着、「お帰り」の声でみんなの思いが叶った瞬間、その時は本当にその場にいた全員が笑顔でした。息を引き取ったとの連絡はその1時間後でした。死後の処置は家族自らしたいと言われます。ケアマネが準備をして、あとは家族みんなでエンジェルケアを行いました。自宅で父親を迎えられた時の笑顔、亡くなった悲しみ、その一瞬一瞬が家族の大切さを感じた時であったと思われます。

がんの看取り

がんの患者さんは最終段階になっても意識が明瞭であることが多いものです。最近ではがんをご本人にお知らせするのは当たり前になっていますが、以前は、ほとんどの事例で本人に告げずに隠し通したものです。

しかし、日々病状が悪化するのにご本人ががんであることを認識していないわけがありません。教えてくれなければ察するだけのことです。そして自分のために隠してくれているのだから最後まで知らないふりをしなければなりません。

そこで悩むことは「自分はこれからどのような苦しみを受け、どのような最期になるだろうか?」ということです。がんの場合終末期になったら「何もしない」という訳にはいきません。心のケアと苦痛の除去が必要になります。その多くは病院や在宅やホスピスなどで最期までのお世話をすることになります。ご本人ががんを受け入れる気持ちになるまでには何度かの心の葛藤が起こります。その原則的な経過は古典的になりますが、後述する「死の五段階」についてまとめてみました、さらに事例を2例ほど紹介します。

〈がんの看取り〉におけるロス女史の主張

精神科医で長年、死に至る病気に侵された人々の心の支えとなってきたE・キューブラー・ロス女史は『死ぬ瞬間』『「死ぬ瞬間」と死後の生』などの本を出版しています。今から四十数年前のことです。この頃は私が医師になったばかりの頃で、医学医療の進歩に国民が陶酔しており、生命をいくらでも引き延ばすことができるという、神話めいた医療技術至上主義の時代でした。

そのような時代に書かれたこの本は、それまで医師や医療従事者は死について語ること、死について真正面からみることを避けてきたことへの強烈な問題提起をしています。この提起によって、たくさんの医師や看護師や医療スタッフが、死について避けたり、忌み嫌ったりするのではなく、死が避けられないとするのであるなら、どのように受け入れるべきかを真剣に考えるようになってきたのです。

現在の医療関係者は包み隠さずあるがままを知らせることが多くなりました。死期を知ってからのご本人の取り乱しようを目の当たりにすると、その知らせ方とタイミングが非常に大切になります。

自分の病気がやがて死をもたらすということを知った時、その事を納得するために苦しみます。次に述べる、ロス女史が提唱した「死の受容の五段階」といういくつかの段階を通り抜けなければならないのです。

●死の受容の五段階

ロス女史は不治の病に罹った人は、死を受容するまでに次の5つの段階を経過すると述べています。

①第一段階〈否認〉

末期疾患であることを知らされると、はじめは「違う、違う、それは何かの間違いだ」と否認反応を示します。例えば「検査データや診断の間違いではないか」と疑い、その確認に走り回ることになります。すぐに別の病院を受診し、診断を確かめようとします。この反射的な否認反応というものは一時的な自己防衛反応であり、多かれ少なかれどなたにも見られるものです。家族にはこの現実を隠そうとしたり、一縷《る》の望みを託して部分的には否認の気持ちを残します。

②第二段階〈怒り〉

病気の進展に伴って、遅かれ早かれ診断が間違いではなく、自分には確実に死が近づいていることを認識する段階にかかります。この暗い現実に直面すると、「なぜ私が」という怒りの反応を示すことが多くなります。医師や看護師や家族はその怒りを吐き出す手助けをしなければなりません。

このとき「かかりつけ医」はご本人から相談を受ければ、セカンドオピニオンの紹介など重要な役割が生じます。大切なことは紹介して本人を突き放すのではなく、寄り添う感性がかかりつけ医に求められるということです。

死が自分のことであるはずがないという否認の段階から、「ああやっぱり私のことだったんだ。間違いではなかったのだ」と認識する段階になります。ここでは怒り、憤り、羨望、恨みなどの諸感情がこれに取って代わってきます。家族や医療スタッフにとって対処が一番難しい時期です。

すべてが不満で、すべてに不安がつきまといます。健康な人が憎らしくなります。

医師がもう少し早く発見してくれていたらとか、あの時に検診を勧めてくれていたらとか、今となっては取り返しようのない様々な後悔をします。この時期は家族の気遣いは大変微妙になりますし、医師や看護師にとっても大変気を遣います。

③第三段階〈取引〉

死はやっぱり自分のことだ、もう逃れることができないのだという〈否認〉と〈怒り〉

の段階を過ぎると、今度はこれ以上の苦しみを軽減し、寿命を少しでも延ばしてくれる良い方法はないかと、やはりネット検索などを続けます。診断に関する情報よりも、少しでも良い治療法はないかと精力的に探してみたりします。

もし少しでも死を先送りできる良い方法が見つかれば、良い行いをし、宗教に帰依し、家のことを片づけるように努力し、やり残した仕事を完了させようとするなどの「取引」の段階にさしかかります。取引をしようとする努力の後、初めて「ああやっぱり死は私のことなのだ」と心底から納得することができるのです。

この段階になると、少し落ち着きを取り戻してきます。もはや病院や医師を転々とすることはなく、医師の言うことを信じるより他に方法がありません。どうせ治らないのなら、せめて神様や仏様にお願いをして、この悲しい不可避の出来事を少しでも先へ繰り延べることができるのではないかと期待する方も多く見られます。また先に繰り延べることができなくても、今のうちにしておきたいことは何だったかを、比較的落ち着いて考えようとします。

④第四段階〈抑鬱〉

繰り返し入院加療をうけなければならなくなったり、だんだん衰弱してくると、もはや医師や看護師をからかったりして、病気と気楽に付き合っている訳にはいかなくなってきます。だんだん意気消沈してきて、抑鬱といわれる段階にさしかかるのです。

これは既に失った過去のものに対するものと、これから差し迫って失うものに対しての抑鬱感です。

この抑鬱段階になると、これから失うものを思い出して悼み悲しみ、やがて外部世界への関心を失い始めてきます。人間への関心が減り、事物の興味が薄らぎ、人に会いたいという気持ちはだんだんなくなり、衰弱していきます。悲しみ嘆くままに任せられ、人工的延命治療が施されず、家族も「逝かせる」気持ちになっている限り、本人は「死の受容」段階へ入ります。そして、平和のうちに死ぬことができるのです。この時期になってからの義理のお見舞いは困りものです。本人は決して嬉しくありません。見舞いに来た人も間が持てません。手紙の差し入れ程度にしておくべきでしょう。

⑤第五段階〈受容〉

闘争は終わり、長い旅路の前の最後の休息の時が訪れます。受容の段階に入った人はきわめて落ち着いた状態になります。医療従事者はこの時に、苦しみがないように最大の努力をしなければなりません。楽になる薬をたびたび使うと体が弱るからとか、医師の指示がないからといって、楽にする処置を渋る夜勤看護師が担当になると不幸です。

受容の最終段階でも、希望と絶望は交互に来るものです。本人が何を望んでいたかということを明確にしておかなければ、悪夢のような延命処置がなされます。法の問題もありますが、訴訟を恐れて延命のみの治療に走られては、その人の最期は惨めです。

最終段階で本人は望む医療と望まない医療は事前に指定しておくべきです。自分の死に方は自分で決めて指定しておくほうが良いという意味です。これを「事前指定」といいます。

〈がん＝確実な死〉を意味した時代から、がんはほとんど治る、あるいは治るかもしれないという時代に進歩してきています。しかし治療を尽くしても、いつかは終焉の時がやって来るので、ロス女史の五段階の心の変遷の分析は古典的価値があるものと思います。そして、自分の終わり方の事前指定の記述は臓器移植の意思表示と並んで必須の時代となりつつあります。事前指定の一つである〈看取り同意書〉に関しては、本書の巻末資料を参考にしてみて下さい。

事例 11

がん告知を受けて在宅納得死を達成した例

退院後の貴重な50日間

筒井病院院長 筒井大八

ご本人は50歳男性、直腸がん。数年前から、血便が時々あり、本人は痔だと思って、市販薬で治療していました。酒が好きでほとんど毎日飲んでいました。酒は痔にはきわめて悪いものです。それで、なかなか治らないのだと思っていました。しかし、あまりにも治りが悪いのでとうとう意を決して肛門専門の診療所で診てもらったところ、直腸がんという診断でした。それもかなり進行していて、完全治癒は難しそうです。

外科の医師は、まず家族と相談しました。本人に告げるべきかどうか。奥さんは、普段の夫の性格や言動からして隠し続けるのは困難と判断し、知らせる道を選びました。それでがんであることはあっさり本人に告げられました。手術がうまくいくと完全治癒が可能であることも説明されました。

「そうか、道理で治りにくいと思った」

一見、本人は動揺している様子はありません。すぐに手術の準備がされ、手術を受けましたが、かなりの進行がんで、近々、再発が予想されます。

それから比較的進行が遅い経過をたどり、その後2年程度は良好な経過でしたので、本人も治りきるかもしれないという希望を持ち始めた矢先、再発の兆しが出てきたのです。食欲が落ち、検査を受けると、肝臓に転移していました。早速入院して治療を受けましたが今度は治りきる状態ではありませんでした。

一時退院しましたが、2ヶ月の後にはまた手術が必要になりました。抗がん剤が使われ、髪の毛がすべて抜け落ちてしまったこともありました。薬のためにむかむかして食欲がなくなったり、白血球が急に少なくなって、急いで輸血をしたりなど、辛い治療を繰り返します。がんとの戦いが続きました。

今度は口から食べることができなくなったので、中心静脈栄養という持続点滴を受けることになりました。肝臓に転移しているので、黄疸が強くなり、肝臓の中に管を入れたままになっています。管を入れた所に細菌が入りやすいので、頻回に消毒をしなければなりません。麻薬も必要です。口から飲めないので、薬は点滴の中に入れます。

本人は死期が近いことを悟ります。死を完全に受容できているわけではありません。ひょっとすると良くなるかもしれないというかすかな望みは持ち続けています。多分だめだろうけども、自分がだめという気分になったら、もう奥さんや子供達と話をする気にもなれません。まあ、がんだから仕方ないか、しかし、なぜ自分が……。

この不安定な気持ちを繰り返しながら、月日が経ったのです。本人の気持ちとしては、もう疲れ果てました。せめて最期はこの殺風景な冷たい病室ではなく、あの日当たりのよい我が家で過ごしたい、というものだったでしょう。しかし、自分には管が三本も入っていて、毎日消毒やら、点滴セットの交換が必要です。家で素人が扱える代物ではないのです。

ある時奥さんが、最近訪問看護ステーションというものができて、毎日でも看護師が家に来てくれるということを知りました。後はいつでも往診してくれる医師を探せばよいことになります。治療は私ともう一人若い医師が担当することになりました。

この年は例年になく寒い年でした。家に帰れるかもしれないという喜びで、ご本人の気力はかなり高揚しています。少し身体をきれいにするために、久しぶりに病院の風呂に入れてもらいました。管が入っていて、感染の危険があるというので入浴は禁止されていたのです。

ところが入浴したその日、高い熱が出てしまいました。待望の退院は延期になりました。熱にうなされている間中、とうとう帰るタイミングを失してしまったか、と入浴したことを悔やみました。

しかし、帰りたい一心が神様に通じたのか、3日間で熱は下がりました。状態は良くないし、病院の主治医から1週間ぐらいしかもたないかもしれない旨を家族に説明して退院しました。30分の道のりは辛かったのですが、久しぶりに家に帰り着いた時は感激していました。懐かしい家の窓の外の景色、畳のにおい、見慣れた天井の模様、思い出のある柱や壁の傷痕、一つ一つが自分との再会の喜びを与えてくれます。

久しぶりにぐっすり寝ることができ、気分は爽快です。早速看護師さんが来てくれました。傷口を消毒し、点滴セットを交換し、血圧を計ったり、脈を診てもらっていると、一生の終わり近くになって、自分としては最高の贅沢ができたことが感激です。

いくら感激しても病気は確実に進みます。やがて黄疸がひどくなり、イライラも起こってきます。奥さんに当たりちらすこともあります。主治医と相談の上、痛み止めの麻薬を増やし、ステロイドホルモンを大量に使ってもらいました。

そうすると次の日は嘘のように気分が良くなります。歩けそうな気分です。ステロイドホルモンという薬は一時的に症状を取る強い作用がありますが、長くは効きません。そうして二、三日しのぐことができます。また薬を使います。また少し良くなります。また悪くなります。

麻薬も限界まで増やしています。黄疸も正常の30倍近くまで上がっています。そこにカエルが這っているとか、銀行の人が来ているとか言い出し、中毒症状による幻覚も出てきました。そしてある晩、急に苦しみ出しました。酸素が投与されましたが、数時間後に亡くなりました。

退院して50日ばかり経っていました。この在宅での日々はこの方にとって大変貴重な期間であったと思います。奥さんも最期まで自宅で看病できたことを喜び、誇りに思っています。多くの人々が最期は自宅で迎えることを切望しています。

事例

12

がんであることを半信半疑に思いながら納得死

がんを告げないことにより、家族間の愛情の交換ができた

筒井病院院長　筒井大八

OKさん、男性・74歳。息子さん夫婦は勤勉な公務員で、ご本人は農業を生き甲斐にしています。奥さんは認知症で入院していますが、同じ敷地内に住んでいるお嫁さんがしっかり身の周りの世話をしてくれるので、何不自由なく幸せな老後を送っていました。ところが、思いがけず重病が襲ってきました。食欲がなく、だんだんやせてくるのです。「がんではないだろうか?」といぶかる毎日が続きます。「心配なら検査を受ければよいではないか」もう一人の自分が話しかけます。「やせるという症状がすでに出ているので、もしがんだとすれば、もう手遅れであるかもしれない、だとすると(宣告されるのが怖いから)検査を受けるのはやめておこう」と。

やがて、隠すことができないように食欲が落ち、憔悴してきました。お嫁さんが、最近

お爺さんの様子がおかしいと感じるようになります。本人に検査をすすめます。本人は、元気さを装い、盛んに芝居をします。ご飯はおいしいし、夜もよく眠れるし、やせるのは夏ばてのせいだと言い張ります。

第三者が見ても歴然としてくるともう検査を受けない訳にはいきません。しばらくして、とうとう病院で検査を受けました。検査の結果は胃に病気がありました。本人には胃潰瘍という説明です。

家族には本当のことが告げられました。胃がんで、それもスキルスというたちの悪いタイプで、もう既にどこかに転移しているだろうということです。

胃がんの最近の治療成績は良くなって完全治癒する例が多いのですが、このスキルスというタイプは早期発見が難しく、しかも進行が早く、転移しやすいので、見通しの暗いものなのです。手術については、成功すれば数ヶ月程度の延命効果があるかもしれないが…という説明です。家族の決断は手術を受けてみるというものでした。

本人は胃潰瘍の説明で一応はほっとし、納得しています。手術については、家族のすすめに従うことになり、すぐに手術を受けました。結果はやはりお腹中に広がっており、手の施しようがないが、取れる所はすべて取ってくれました。胃はほとんどなくなりましたが、本人には3分の1だけ取ったので3分の2は残っていると告げられました。ご本人に告げる病名はもちろん胃潰瘍です。

手術が終わってからはできるだけ家庭で好きなことをしてもらうという方針で、強い抗がん剤は使わず、在宅療養することになりました。在宅中の診療は私に依頼されました。ご家族は「本人は絶対に、がんとは思っていない」と確信しています。「気づかないふりをしてくれているのではないでしょうか?」と私が申し上げても、「その後の言動を見ても、がんと思っていない様子です」とのことです。それでは、だまし続けてみましょう、ということになりました。

それから半年あまり、外来で点滴をしたり、薬を出したりして経過しました。もう外から触っても分かるぐらい腫瘍が大きくなって本人もつらそうです。麻薬が必要になってきました。足は段々細くなり、体重も40キロを切っています。栄養をつけてほしいといいます。畑まで歩くのが苦痛です。食欲がありません。お腹がもやもやしてとても気分が悪いのです。手術の後の癒着のせいでしょうかと説明しましたが本人はいぶかります。家族を集めて自分の財産のことや、遺言めいたことを言います。

しばらくして気分が良くなると、もっと生きるかもしれないので、この前に言ったことは取り消しておいてくれと言います。また調子の悪い時期になると、後始末のことを言ったりします。死が近いと思ったり、ひょっとしたら、良くなるかもしれないと思ったり、盛んに心が交錯しています。がんでなかったら嬉しいのだが、もう一度調子を良くしてくれたら、「あの山の手入れや、畑を耕すこと、先祖の墓の手入れをし、学校に寄付をしたい」など神頼みをして、神様と「取引」をしようとします。

しかし、やっぱり自分はがんなのだと思わざるを得ないほど体調が悪くなってきました。「家族に聞いても、医者に聞いても、がんだとは言わないだろう。いや、がんだとはっきり言われるのはつらい。せめて、たいへんな病気ぐらいの説明にしてくれないかな」

ご本人の気持ちはこのようなものだったのではないでしょうか。

もう元気にする薬も効果がなくなってきました。お腹が大きく腫れ、腹水が溜まってきました。麻薬の効果も短くなっています。

「やはり自分のこの病気は治らないのだ。強い薬で楽にしてほしい。もはや、治りきると思っていないのだから、もうがんと言われようと、別の病気と言われようと自分には関係ない、なぜなら自分は確実に弱り、死に向かっているのだから」

いよいよ死の受容の第五段階にさしかかってきました。反射的に痛い、つらい、苦しいとか言いますが、麻薬の効果で、恍惚としています。口で苦しいといいますが、それほどでもなさそうです。口に入れてくれるお茶や養命酒に時折感激の表情をします。そして数日後、家族に看取られ静かに息を引き取りました。黄疸や腹水のため、闘病生活は大変でしたが、死に顔はとても安らかでした。

この方はがんであるのかどうかについて、最後まで確認しようとして聞くことはありませんでした。しかし、本人は99％がんだと思っていました。がんでないかもしれないという可能性を残していたその1％の気持ちとは何だったのでしょう。

最後には麻薬依存状態になりましたが、恍惚として苦しみが少ない状態で経過しました。充分な遺言を告げ、それまで献身的に世話をしてくれた長男の嫁に感謝し、自分は日本一、いや世界一幸福者だったと言い遺し、安らかに大往生されました。

残された家族はこれ以上の往生はないといい、満足感で一杯の表情でした。

この方の場合はがんとはっきり告げなかったことで、その心遣いを感謝し、逆に家族を慰める言動がみられました。「俺はがんではないだろうか？」と言って家族を心配させ、家族ががんではないとはっきり自分をなぐさめてくれる、その家族としての愛情を確かめた後、心配をかけたと反省し、次の日には「今日は気分が良い。治りつつあるように感じる」と言い、そして「治ったらああしたい、こうしたい」と希望を述べ、がんとは思っていないふりをしてくれたのです。

超高齢になると、自分の病気の状態に関する説明を受けなくても、終焉に向かいつつあり、それが後戻りできない状態であることは、ほとんどの方が理解できているものです。

最期のひとときをどのように過ごしたいのかについてきめ細やかに情報を得て、何ができることで何ができないことであるかを個別援助しなければなりません。

この例はいち早くがんを告げないことにより、家族間の愛情の交換が見事にできた例でした。もし、この方にがんを告知していたらどうでしょう。もう少しわかりやすい家族間の対話で療養生活ができたのかもしれません。比較は不可能ですが、このようなキャラクターの方は、折を見て本当のことを知らせても、問題はなかったのではなかろうと感じます。「そうか、よく言ってくれた。ありがとう」と言って、死ぬ寂しさは一人で堪えることができたことでしょう。

おわりに

私は昭和19年、高知県宿毛市平田町の生まれで、もう古希を過ぎてしまいました。私ごとで恐縮ですが、家業は片田舎の開業医です。

無医地区だった当地で祖父が開業してから80年が過ぎました。終戦後から父が継承して、夜中に緊急往診などに呼ばれるのを毎日のように見て育ちました。

当時は戦争疎開の人も多く、田舎には人がいっぱい住んでいました。開業医は、患家の人間関係や仕事の内容や日々の暮らしぶりを熟知していなければなりません。24時間待ったなしで患家を訪れたり往診を求められると、一人の医師では身体が持ちません。それでも祖父も父も仕事を休むことはほとんどありませんでした。

そのうちに時代の変化が起こりました。団塊の世代が集団就職で都会へと大移動が始まり、そして好景気に後押しされ国民皆保険制度ができ、人々は費用負担が少ない医療を無制限に受けることができる時代がやってきました。

地域の各病院は設備を整え、近代化、重装備化していきました。そんな頃、昭和44年に私は医師になりました。夜中に呼ばれて往診に行く医師が激減し、その代わりに救急車が活躍するようになり、病院は常に満床状態が続きました。

昭和50年を過ぎる頃、将来は医療費財源が不足することが危惧され始めました。10年ほどかけて厚労省（当時は厚生省）は、将来必ず起こる統計上の高齢化に本気で取り組み、医療費が破綻しないための計画を立てました。「高齢者保健福祉推進十カ年戦略（ゴールドプラン）」と呼ばれるこの計画は、平成元年から実施されることになりました。

その後も人々の平均寿命は伸び続け、病院が寝たきり高齢者であふれかえるという、世界中どの国にもない現象が起こっていました。厚労省はそこにメスを入れたのです。

そして、このゴールドプランは平成12年「介護保険制度」に進化しました。数年間は順調に推移しましたが、それでも財源不足に拍車がかかってきました。

冒頭に述べたように「がん」「寝たきり」「ポックリ」の三つしか命の終わり方はないということが当たり前の社会から、予想を超える長寿社会の到来により、認知症高齢者の方も多くなり、医療・介護・年金など社会補償費のあり方を大きく変える時代になったのです。

この変化は、実は見方を変えれば、昭和の初めに祖父らが果たしてきた「かかりつけ医」の役割から「看取り」まで関わってきた当時の時代に、現代がさかのぼってきたということに他なりません。

80年前と現在が大きく異なる点は、社会生活の変化、家族構成の変化です。大家族時代には各家庭や隣近所に看護、介護パワーが豊富に残っており、家族が自宅で看取るまで世話をするのが当たり前でしたから、かかりつけ医の役割も限定的でした。

ここ数年で私どもの高齢化先進地区の看取り数は倍増していますが、対象のほとんどはまだ団塊世代の親御さんがほとんどです。数年後の全国状況が今から危惧されます。

本文中でも述べてきましたが、これからはかかりつけ医活用、かかりつけの訪問看護師の利用、かかりつけ介護システムのマネジメントなど、つまり「地域包括ケアシステム」が整備されて、多様な支援メニューが利用できるようになっていかなければなりません。

本書は人の一生のうちで「要介護時代」をご家族とともに納得のいくように過ごすにはどうすればいいのかということをテーマに、私どもの経験を述べさせていただきました。

最近では、地域の相談窓口は常に開かれています。上手に相談・利用して、介護疲れ、介護離職、家庭崩壊などが起こらない健全な長寿国になってほしいものです。

最後になりましたが、本書の出版にあたっては、社会福祉法人愛生福祉会・医療法人互生会の職員の皆様に協力を頂きました。この場を借りてお礼申し上げます。

平成28年3月

医療法人互生会 筒井病院 理事長　筒井大八

巻末資料——各施設における看取りの指針

特養や老健、在宅などの看取りの指針について、私たちが現在使用している資料を次に示します。

1．看取りに対する考え方

当施設では、医師の診断のもと、心身機能が回復不能な状態になり、近い将来亡くなられることが予測される利用者に対し「看取り」を行ないます。「看取り」においてはご本人の意思を最大限に尊重しながら、亡くなられるまでの期間、尊厳を保ち、苦痛を緩和し、減衰する生命活動に沿った医療・看護・介護を含む統合的な援助を行います。

2．終末期の経過に対する考え方

①当施設では、すべてのご利用者に対して、利用開始時および利用中に心身機能障害の著しい変化があった場合に、終末期に関する意思確認を行います。

②終末期に関するご本人又はその代理人への説明は、当施設の管理医師（主治医）の責任

で行います。
③意思確認は原則本人に対して行います。ご本人が意思表示できない場合には、ご本人の意思を代理する代理人に対して行います。
④最終的な意思確認は同意書をもって行います。
⑤終末期の診断は当施設の管理医師が行います。
⑥終末期と診断された場合、意思確認の同意書に基づき、真心のこもった適切な終末期医療・看護・介護を提供いたします。
⑦看取りは「看取り委員会」が責任をもって実施し、ご本人・ご家族への相談、支援を行います。

3．看取りを行うために整備する基本事項

(1)ご本人又はその代理人への説明や同意・意思確認の方法

説明は文書を用いて行います。また、同意は同意書による確認をいたします。
①すべての利用者の、利用開始時および利用中に心身機能障害の著しい変化があった場合に意思確認を行います。
②ご本人の意思表示を前提とします。

③ご本人が意思表示できない場合は、ご本人の意思を代理すると思われる代理人に対して意思確認を行います。配偶者やご家族が代理人となることもあり、成年後見人や、ご本人が特に指定した者が代理人となる場合もあります。
④説明は管理医師が行い、看護師・介護士・支援相談員が同席するものとします。
⑤最終的な意思の表示は同意書によるものとします。
⑥同意書はご本人（または代理人）と施設において診療録とともに保存します。

（２）看取りの体制

当施設においては、看取りに際して適切な終末期の医療・看護・介護を実施するために、以下の体制を設けています。
①医師が近隣に常駐し、主としてこの医師が終末期医療を担当致します。しかし、夜間休日など管理医師不在の場合には、併設医療機関病院の当番医師が、終末期医療を代行致します。
②看護職については、３６５日24時間体制で夜間も常駐しており、看取りを行います。
③利用者の権利と意思を守り、尊厳を遵守した看取りを行うために、「看取り委員会」を設け、ケアの内容を検討して計画を立て、ご本人及び代理人やご家族と協議の上で看取りを実施します。

④施設内には看取りのための個室を設け、利用者の尊厳とプライバシーを守るとともに、ご家族とともに看取りを行うことができるよう、ご家族の宿泊も可能となっております。

⑤経過中に看取り場所や延命治療を望まれるなどの心境の変化が起きた場合は、希望に応じて地域の医療機関や、訪問看護ステーションなどの在宅支援機関と連携協力いたします。

(3) 看取り委員会の設置

当施設においては「看取り委員会」を設置し看取りに関する総合的な援助を行います。

①看取り委員会は医師・看護師・介護士・支援相談員を含む4名以上によって構成されます。

②看取り委員会は施設内において看取りを希望する利用者の意思を尊重します。

③施設長が適任者を〈看取り委員〉として任命します。

④医師による看取りの説明の際には、医師以外の看取り委員は説明内容の確認および説明記録の作成を行います。

⑤看取り委員会は、利用者の意思又は利用者の代理人の意思内容を確認します。

⑥看取り委員会は、看取りにおける医療についての同意書を診療録とともに保存します。

⑦看取り委員会は、利用者のご家族の看取りに関する相談・支援を行います。

⑧看取り委員会は看取りについて各職種の分担業務、連携、協力法について計画を立てます。

（４）看取りに際して行う医療行為の内容（選択肢）

当施設において看取りに際して提供可能な医療行為は以下のようなものです。

①酸素吸入（医療保険を使った在宅酸素療法）
②点滴
③痛みや苦しみの緩和や病状軽減のために必要な薬剤の投与
④喀痰吸引
⑤経管栄養管理
⑥心電図モニター監視
⑦チューブ及びカテーテルの交換
⑧病状の観察など

（５）看取りに際して提供される設備およびケアの内容

当施設において看取りに際して提供可能な設備を以下に示します。

①看取り専用の部屋はありませんが、看取りに際しては個室を用意させていただきます。
②ご家族が宿泊を希望される場合は、家族控室を利用していただきます。

施設において提供可能な看護および介護サービスについて以下に示します。
・ご本人・ご家族に対する援助
食事・排尿・排便等日常生活についての援助および支援
身体の全体、局所および衣服・身の回りの清潔維持
体位交換等身体に対する援助および支援
精神的・心理的援助
家族の相談・援助など
・居室の整備など
・亡くなられた後の処置と各種手続きの相談または援助など
(6) 職員に対する教育及び研修
当施設において利用者の立場に立った適切な終末期の医療と介護を行うため、医師をはじめ施設内の職員の看取りに関する教育と研修を行います。
(7) 説明に用いる書面
現状と今後の医療・看護・介護方針について以下の事項を確認するようにしています。書面例①は当初厚労省から例示されたものですが、専門用語が多すぎて、だんだん現場では簡便な書面に変化しつつあります。

●看取り同意書　例①

今後、当施設管理医師により、心身機能の障害および衰弱が著しく、死期が迫っており回復不能であると診断された利用者について、その後の医療・看護・介護方針についての意思について確認したいと思います。なおご本人が判断できない場合については、本人の意思を代理する者が回答してください

A.　死期が迫った場合
1. 自宅での死亡を希望
2. 当施設内での看取りを希望
3. 他の病院や診療所への移送を希望

B.　経口摂取が不可能になった場合
1. 胃ろう
2. 中心静脈栄養（IVH）
3. 点滴などの輸液
4. その他

C.　呼吸機能が低下した場合
1. 酸素吸入
2. 人工呼吸器（気管内挿管または気管切開が必要）
3. 気道切開
4. その他

D.　終末期に心機能が低下した場合
1. 除細動器（AED）
2. 心肺蘇生術
3. 昇圧剤（強心剤）
4. その他

E.　死期が迫った場合における苦痛や疼痛に対する投薬
1. 経口薬や塗布薬
2. 坐薬
3. 注射薬

F.　感染症の場合
1. 経口抗生剤
2. 点滴抗生剤

G.　不安・せん妄等の精神症状の場合
1. 経口の安定剤の使用（抗不安薬・抗精神薬）
2. 点滴による安定剤の使用

H.　その他の希望

なお、上記の希望については、診療録などに記載するとともに、今後、医師・看護師・職員からなる看取り委員会が保管します。内容に変更があれば、いつでも訂正・撤回することができます。

●看取り同意書　例②

看取りについて同意が得られた場合は以下の同意書に署名捺印していただきます。

施設長　　　　　　　　殿

平成　　　年　　　月　　　日

私　　　　　　　　　は看取りについての説明を受け、施設の看取り計画、看取り内容を理解しました。それに沿った医療・看護・介護が行われ、安らかに過ごせることを望みます。今後衰弱し、回復不能となった場合に、
1．自宅　2．当施設内　3．他の医療機関（　　　　　）4．その他（　　　　）における看取りを希望します。

当施設において希望する医療内容に対してチェックを入れてください。

A．経口摂取が不可能になった場合
- □胃ろう
- □中心静脈栄養（IVH）
- □点滴などの輸液
- □その他（　　　　　　　　）

B．呼吸機能が低下した場合
- □酸素吸入
- □人工呼吸器（気管内挿管または気管切開が必要）
- □気管切開
- □その他

C．終末期に心機能が低下した場合
- □除細動器（AED）
- □心肺蘇生術
- □昇圧剤（強心剤）
- □自然経過を望む
- □その他

D．死期が迫った場合における苦痛や疼痛に対する投薬
- □経口薬や塗布薬
- □坐薬
- □注射薬

E．感染症の場合
- □経口抗生剤
- □点滴抗生剤

F．不安・せん妄等の精神症状の場合
- □経口の安定剤の使用（抗不安薬・抗精神薬）
- □点滴による安定剤の使用

G．その他の希望（　　　　　　　　　　　）

平成　　　年　　月　　日

署名（本人）　　　　　　　代理人　　　　　　　印
医師　　　　　　　　　　　　　看護師
介護福祉士　　　　　　　　支援相談員

●看取り同意書　例③

最終段階になったときの医療に対する希望
ここに書いていただきたいことは○○○○様が最終段階になった時に
受けたい医療に対する希望です。
○○○○様ご自身が判断できないとき、ご家族などの参考になると思われます。
（この希望はいつでも変更でき、法律的な意味はありません）

1.　基本的な希望（希望の項目にチェックしてください）
痛みや苦痛について
　□できるだけ押さえてほしい（必要なら麻薬など使用しても良い）
　□自然のままでいたい
　□わからない

2.　最終段階になったときの希望（希望の項目にチェックしてください）
①心臓マッサージなどの心肺蘇生
　□希望する
　□希望しない
②延命のための人口呼吸器
　□希望する
　□希望しない
③胃ろうによる栄養補給
　□希望する
　□希望しない
④鼻チューブによる栄養補給
　□希望する
　□希望しない
⑤点滴による水分補給
　□希望する
　□希望しない

3.　その他の希望（自由に記入してください）

4.　希望する医療をご自身で判断出来なくなった時、どなたに相談すればよいですか。
お名前　（○○○○）　ご関係（○○）
　　　　（○○○○）　ご関係（○○）

平成○○年○月○日
利用書氏名（○○○○）印
代理人（○○○○）またはご家族（○○○○）ご関係（○○）

〈法的なしばり〉はありませんが、日頃のご本人の意思、ご希望、終末期のありかたなどを上記のような書面で何度もお聞きしておくのが現場では非常に重要になります。

●看取り同意書　例④

看取りについて同意が得られた場合は以下の同意書に署名捺印してもらう。

施設長　　　　　　　　殿

平成　　　年　　　月　　　日

私（または代理人）　　　　　　　　は看取りについての説明を受け、施設の看取り計画、看取り内容を理解しました。それに沿った医療・看護・介護が行われ、安らかに過ごせることを望みます。今後衰弱し、回復不能となった場合に、当施設内での看取りを希望します。

当施設においてこれからご本人様の苦痛の少なくするための提供可能な治療は以下の項目です。希望されない項目があればお申し出ください。

1.　痛みや苦痛を取り除くための投薬や注射
2.　心肺機能が低下した時の酸素吸入
3.　喀痰がとれにくくなり喘鳴がでたり酸素が下がったりした時の喀痰吸引
4.　水分補給のための随時点滴
5.　その他、ご本人様を苦しめないための諸手当

ご本人又は代理人署名捺印

去《さ》りゆく人《ひと》に寄《よ》り添《そ》う看取《みと》りの心得《こころえ》

2016年4月18日　初版第1刷

著　者 ―――――――― 筒井大八《つついだいはち》
発行者 ―――――――― 坂本桂一
発行所 ―――――――― 現代書林
〒162-0053　東京都新宿区原町3-61　桂ビル
TEL／代表　03(3205)8384
振替00140-7-42905
http://www.gendaishorin.co.jp/

ブックデザイン ―――― 吉崎広明＋にしだきょうこ（ベルソグラフィック）

印刷・製本　広研印刷㈱
乱丁・落丁本はお取り替えいたします。
定価はカバーに表示してあります。

ISBN978-4-7745-1565-6 C0047